所有人都能用

斷捨離調整自律神經?!

原田賢——著
黃瓊仙——譯

日本首位自律神經專科整體師
教你以意識養成習慣、以減法擺脫失調！

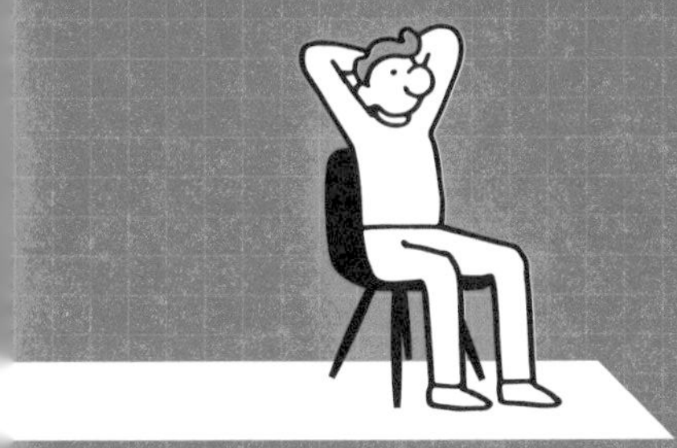

序

近來有愈來愈多的機會，從電視或報紙、網路聽到或看到與自律神經有關的話題。

「想調整自律神經功能，最好這麼做。」

「攝取這些食物對改善自律神經失調有效。」

「做這個運動可以改善自律神經失調。」

「可以多多利用這些運動器材提升健康。」

這是個資訊氾濫的時代。這麼多的訊息中，有的是毫無數據基礎的小道消息，當然也有以科學為依據的常識。只能說虛實混雜，難辨真假。

當中或許也有正確情報。可是，在你一一驗證這些情報是否真實有效的過程中，就已經筋疲力盡了吧？

就我看來，像這樣別人說什麼就去做的「累加式作法」，只會讓已是自律神經失調的人病況更嚴重。

本書重點就是要傳授各位改善自律神經功能的「斷、捨、離」習慣秘訣。跟著書上做，你會發現這些生活習慣意外地簡單。

所謂的「斷、捨、離」就是─斷絕、捨棄、脫離的意思，將會擾亂自律神經的多餘生活習慣排除是非常重要的觀念。希望透過本書讓大家明白這件事。

此外，自律神經失調並不是單靠外力可以治癒，而是要自己克服。該做的事一定要確實辦到，不要找藉口，要堅持到底、養成習慣，這是非常重要的關鍵。世上沒有只要怎樣就能有所改善的輕鬆事。

本書可能不適合不想付出努力、只想輕鬆治癒的人。想努力克服病痛的人本書一定可以幫助你達成目標。

本書是之前拙著《70％的人都有自律神經失調?!》的應用篇，兩本書一起閱讀的話，對於內容會有更深入的了解。

最近發現有許多書籍或網路文章抄襲《70％的人都有自律神經失調?!》的內容。此外，日本也有許多整體院打出自律神經專科的名號，全國各地的抄襲者增加不少。

會被抄襲模仿，證明本院的改善方法有一定的影響力。大家會想模仿嘗試，更應證了我的方法對大家是有助益的。

希望大家好好研究本書，確實實踐，一定要努力克服自律神經失調的問題，活出健康元氣的快樂生活。

part 1

自律神經的
基礎知識

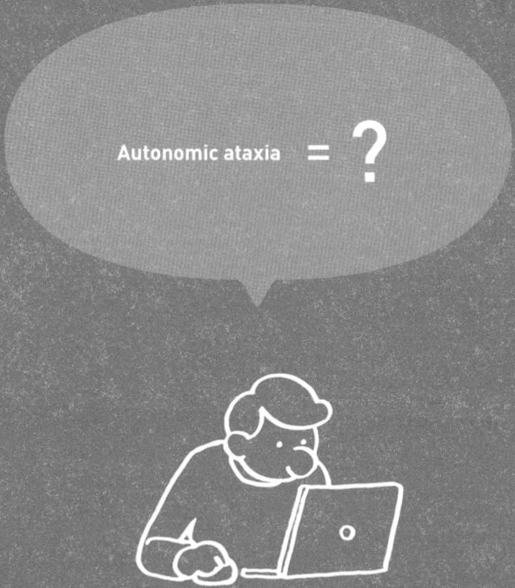
Autonomic ataxia = ?

你是否過著這樣的生活？

自律神經失調的生活型態

START!

8:00

起床淋浴後神清氣爽

▼待在人滿為患的電車超過一小時，交感神經會轉為活絡。

8:30

搭乘擠成沙丁魚的電車，一路搖晃上班去

▼咖啡因讓腦袋清醒，提升交感神經作用。覺得身體不適時，最好不要喝黑咖啡。

9:30

抵達公司先泡杯黑咖啡提神，準備開工

▼如果拉麵的湯全喝完，會攝取過多鹽分，傷及內臟。要控制鹽分攝取，選擇低GI值的食物。

12:00

想補充能量，把一碗拉麵吃完，補充體力。

▼喝提神飲料，會攝取過多的咖啡因，交感神經作用會過強，嚴重的話可能因此致死。請選擇不含咖啡因的飲料。

14:00

飯後昏昏欲睡，邊喝提神飲料邊休息

16:00

資料有誤，惹來上司責罵……一直惦記被罵的事，無法提起勁工作。

▼工作一再拖延，內心承受壓力，多想些開心的事。

20:00

資料修改完畢！連續四個小時坐辦公桌前，全神貫注工作。

▼連續坐四個小時工作，肌肉變得緊繃僵硬。至少每隔一個小時就動一動，休息一下。

20:30

跟一起加班的同事去喝酒。

▼喝完酒後，如果與就寢時間未相隔兩個小時以上，會讓睡眠品質變差。用餐時間晚的話，不要喝酒，吃飯就好。

22:30

因為時間晚了，坐電車回家時，脖子搖搖晃晃睡死了。

▼在脖子低垂狀態下睡覺，頸骨會歪掉。不要在脖子會晃動的狀態下睡覺。

23:30

回到家了，今天累了一整天，坐在沙發上看了很久的預錄電視節目。

▼長時間姿勢不良坐在沙發上，腰骨和頸骨會歪斜。還有，看電視看到深夜，會縮短睡眠時間，交感神經會處於興奮狀態。不要長時間坐在柔軟的沙發，也不要看電視看太晚。

25:00

該上床睡覺了。窩在被窩裡滑手機，滑著滑著睡著了。

▼睡前滑手機，大腦會一直處於清醒狀態，導致失眠。睡前一小時絕對不要滑手機。

何謂自律神經失調？

就是交感神經與副交感神經作用失調

自律神經就是非以意志控制各器官生命活動的神經。自律神經失調係指交感神經與副交感神經功能失衡，導致身體出現各種不適症狀的狀態。

交感神經的作用是讓身心處於緊張興奮狀態，副交感神經則有紓緩緊張，安定身心處於放鬆狀態的功能。兩種功能沒有孰優孰劣之別，而是要讓兩者處於平衡狀態。

交感神經（工作的神經）		副交感神經（休息的神經）
緊張	← 全身 →	放鬆
失眠	← 睡眠 →	好眠
收縮	← 血管 →	擴張
疼痛或出現症狀	↔	修復（治癒力）

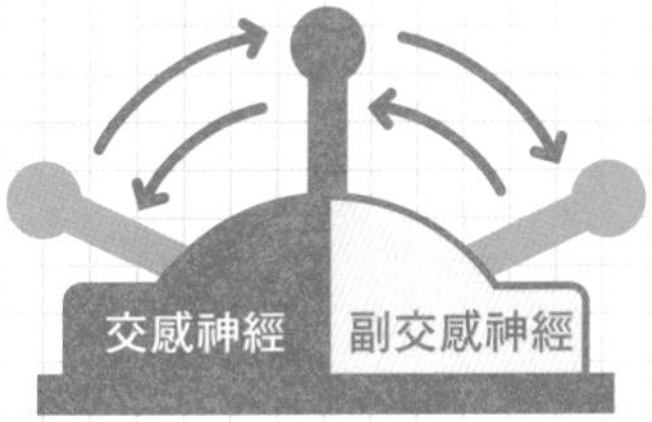

理想狀態是
兩者平衡作用

一旦失衡……

▼
▼
▼

就是自律神經失調！

置之不理很可怕！

自律神經失調

想去醫院檢查！不曉得該掛哪一科？

剛開始大家會視不適症狀的類型選擇科別，多數人會掛內科或腸胃消化科。不過，多數為自律神經症狀所苦的人，到醫院檢查並無異常，會被視為原因不明，被建議改看身心內科。看身心內科雖然也會開立處方箋，可是如果服藥後未有改善，醫生常會增加藥量。而且，服用鎮靜劑或抗憂鬱藥物，會出現依存症或妄想症，也會因為這些副作用引發自律神經症狀，一定要謹慎。多數人持續服用鎮靜劑之類的安眠藥後，會出現藥效逐漸減退的現象，也有人一用藥就無法停藥。

置之不理會怎樣？

自律神經失調症狀惡化的話，很容易引發恐慌症或憂鬱症。

何謂恐慌症？

恐慌症的主訴症狀是心悸、呼吸困難、過度呼吸等。待在客滿的車廂、塞車的高速公路、看牙醫或接受美容手術等無法逃離的環境或密封的環境，很容易出現症狀。

何謂憂鬱症？

抑鬱症狀持續兩週以上，總覺得心情低落，老是否定自己，覺得頭昏昏沉沉，做任何事都提不起勁也快樂不起來，有自殺傾向等狀況，就可能罹患憂鬱症。

這樣的你，
小心自律神經已失調！

生活習慣篇

攝取過多甜食、含咖啡因食物、抽菸、喝酒等嗜好品

運動不足

慢性睡眠不足

使用手機或電腦的頻率過高且使用時間過長

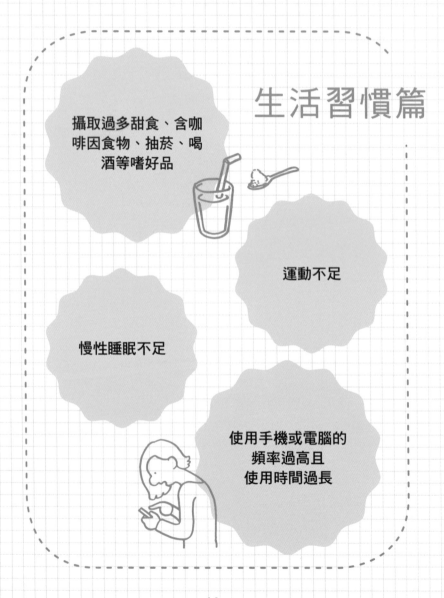

思維模式篇

完美主義者，
老是認為自己
該做什麼事，
一定要這麼做才行

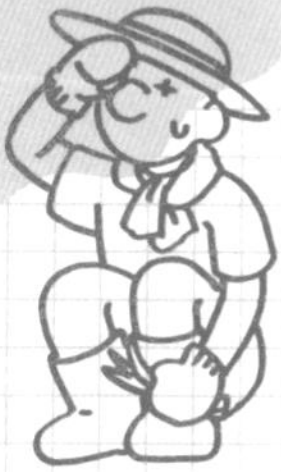

凡事都往壞的
方面想

老是看別人的
臉色

很看重工作，
就算犧牲自我
也行

有上述生活習慣或思維模式的人，
身體會處於緊張狀態，自律神經
就容易失調，務必多加留意。

part2

生活習慣斷捨離
改善自律神經失調

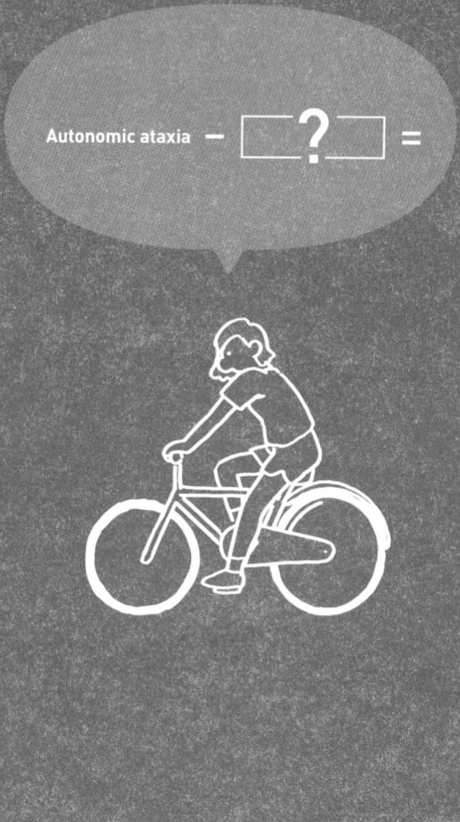
Autonomic ataxia − ? =

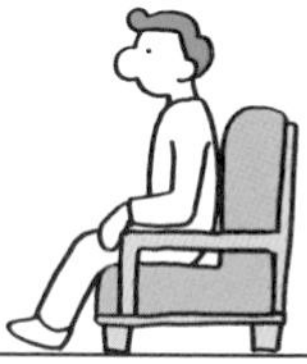

第一章

姿勢習慣

斷捨離

Postural Habits – [?] =

自律神經與姿勢的關係

在調整自律神經功能時，「姿勢」是非常重要的關鍵。各位平常是否有留意自己的站姿、坐姿、走路姿勢是什麼模樣呢？「駝背」是造成現代人身體不適的主要原因之一。

請從側面觀察人的身體。

姿勢正確的話，脊椎骨（背骨）是呈現S型弧度。反過來說，駝背的話，背骨將變成C型弧度。

當你姿勢正確，背骨呈S型弧度，頸部和背部、腰骨、肌肉會一起承擔頭的重量，這樣就可以分散重量。另一方面，當你駝著背，背骨呈C型弧度時，無法分散承受頭部重量，重量會集中於強烈彎曲部分的骨骼和肌肉。

承受強大負擔的肌肉因為一直承受重力，肌肉會愈來愈僵硬，連椎骨也變歪。椎骨一歪，就會壓迫神經，導致身體各器官無法順利運作，所以才會出現自律神經失調症狀。

而「肌肉變僵硬」的問題，不是只限於頸部、背部、腰部而已。肌肉有個特徵，只要在固定時間一直維持相同姿勢，就會變僵硬，手部肌肉和腿部肌肉也一樣會僵硬。當肌肉僵硬，該部位的活動性能就會變差。各位覺得肌肉痠痛或緊繃，就表示肌肉處於僵硬狀態。

當肌肉僵硬了，會促使交感神經作用活絡，導致自律神經失調，一定要留意自己的身體狀況。

圖 1-1

肌肉痠痛或緊繃
會促使交感神經作用活絡

頸部、背部、腰部
的骨骼和肌肉分散
承擔頭部重量

頭部重量集中於
頸部或肩部等
部位

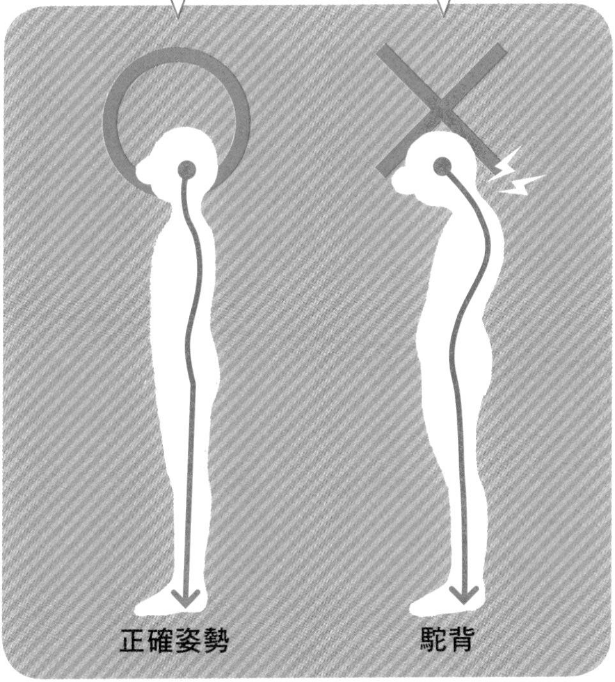

不要長時間維持相同的姿勢！
尤其有駝背的人更要注意

姿勢習慣斷捨離

no.1

電腦
使用時間

減少

Postural Habits － [?] ＝ 

為什麼會出現駝背的不良姿勢呢？若又因工作關係必須經常坐在電腦前的話，對姿勢的不良影響更大。

各位一旦要用電腦工作，是否會因為太專注，雙眸直盯著電腦螢幕看，身體一動也不動呢？或者把身體靠著椅背，只是將雙手伸長打字呢？這些姿勢都是導致駝背出現的壞習慣。

佔一天工時很大比例的電腦工作時間，是導致駝背姿勢的一大主因，只要能減少使用電腦的時間，就能改善自律神經失調的問題。駝背會變成習慣。一旦定型，想改善就更難了。想改善駝背不良姿勢，平時要提醒自己經常維持正確姿勢。

此外，眼睛也有肌肉，一整天盯著電腦螢幕看，眼睛也會嚴重疲累。眼睛是與大腦互相連動的器官，當眼睛累了，大腦也會累；大腦累，眼睛也是處於疲勞狀態。大腦覺得累時，交感神經會持續處於非常活絡的狀態。這是因為大腦持續緊張造成的結果。

使用電腦工作時，許多人也會用到滑鼠吧？經常單手長時間握著滑鼠的話，肌肉長時間維持同一姿勢，就會變僵硬，有的人還會用力握著滑鼠。因此，手部肌肉持續僵硬。時間久了，就會產生肩膀僵硬的問題。

我的工作是幫助別人調整體態骨骼，長期經驗讓我認知到一件事，多數人會自覺肩膀僵硬，卻很少有人會察覺到自己的手部肌肉也僵硬了。長時間使用滑鼠會導致肩膀痠痛僵硬，減少滑鼠使用時間也是非常重要的。

圖 1-2

是否以會導致駝背的不良姿勢使用電腦呢？

整個人靠著椅背坐著

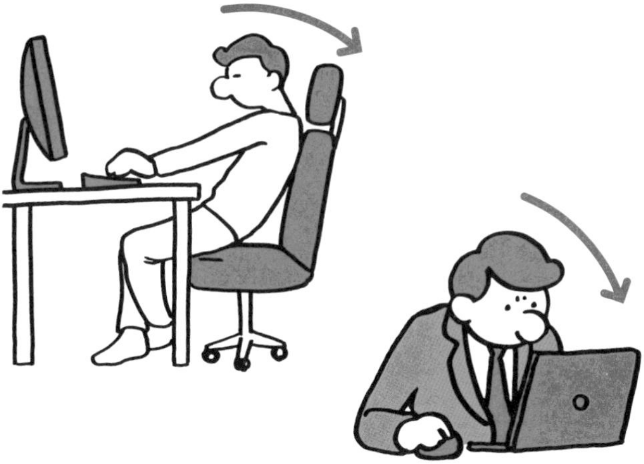

目不轉睛盯著電腦螢幕看

▼
▼
▼

導致駝背，自律神經失調

提醒自己維持正確姿勢，調整自律神經功能

一整天要使用電腦工作的人，如果不提醒自己維持正確姿勢，就會變駝背，用眼過度也會累，手部肌肉也會變僵硬，讓肌肉承受重力負擔。

因此，一定要盡量縮短電腦使用時間。因工作關係無法縮短使用時間的人，最好每隔半小時或一小時就休息一下，離座起身站一下或走動一下，抑或做做體操，讓肌肉稍微活動一下。增長休息時間，增加副交感神經作用時間，就是調整自律神經功能的捷徑。

調整目前的生活型態，盡可能減少電腦使用時間，讓身體休息，調整自律神經。

圖
1-3

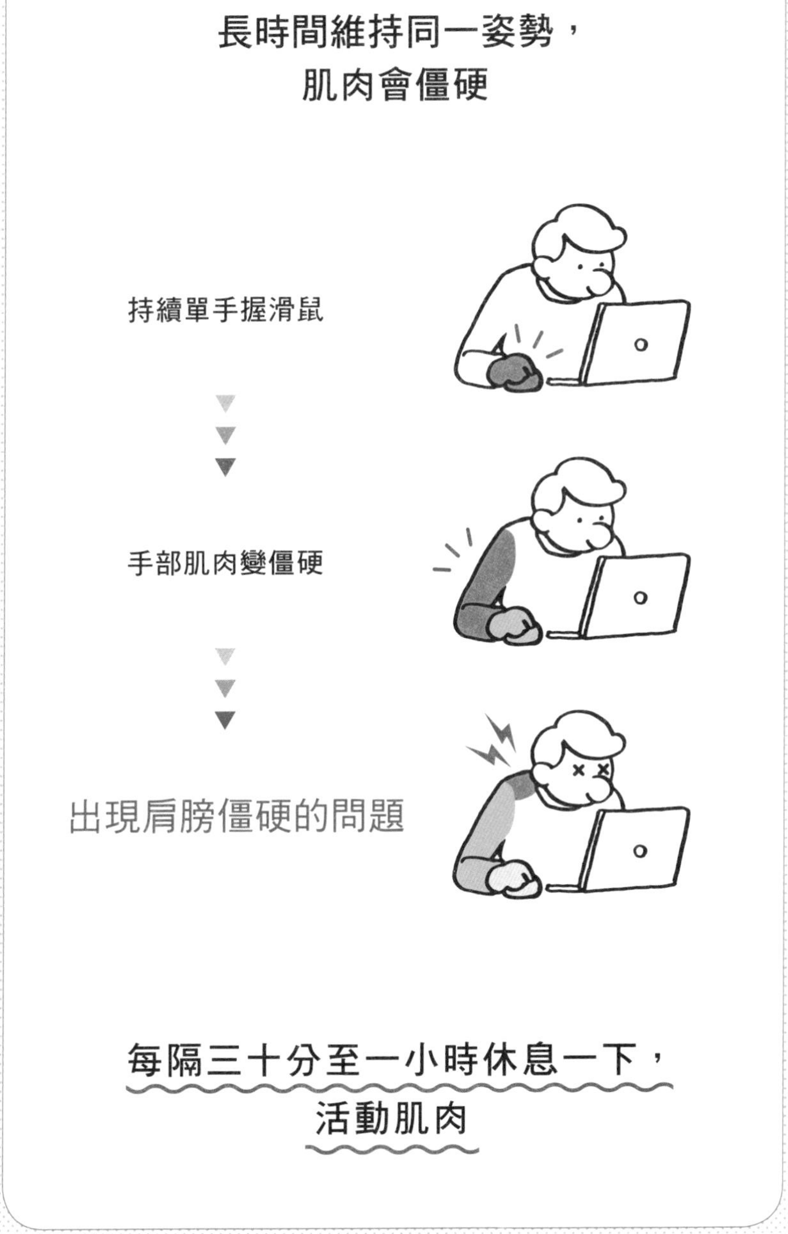
長時間維持同一姿勢，
肌肉會僵硬
持續單手握滑鼠
手部肌肉變僵硬
出現肩膀僵硬的問題
每隔三十分至一小時休息一下，
活動肌肉

姿勢習慣斷捨離

no.2

手機
使用時間

減少

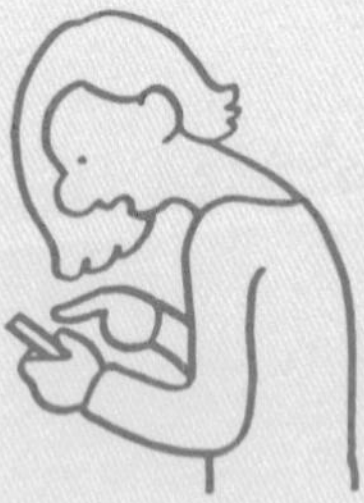

Postural Habits − ? =

除了電腦，使用手機也會對你我的身體造成負擔。

我們滑手機時是整個頭朝下（垂著脖子的狀態），就跟使用電腦時一樣，身體是駝背的。相較於電腦，使用手機時的頭朝下角度更大。頭朝下角度越大，頸部肌肉負擔就更沉重。

想解決這個問題，請不要駝背，保持背脊挺直的姿勢，只有眼睛看著螢幕。即使只有視線朝下，頸部也會些微低垂，不過，跟駝背時相比，頸部朝下的角度縮小不少。頸部朝下的角度愈大，頸部肌肉承受的頭部重量也會更大。只要縮小頸部下垂角度，就能減輕頸部所承受的頭部重量。這時候，「減輕重擔」變成重要的關鍵。

此外，光是握著手機滑動，也會對手掌肌肉和手腕肌肉造成負擔。

搭乘大眾交通運輸工具時，常會看到這樣的景象，就算沒事可做，大家還是會一直滑手機。如果你也像是這樣消磨搭車的時光，絕對要提高警覺。

可能也有人晚上已躺平準備就寢，卻還是舉起手拿著手機。這個行為不僅會讓手掌肌肉僵硬，手腕和頸部、胸部肌肉都會承受重力。當肌肉緊繃，交感神經作用就會變活絡。一旦身體所有肌肉都變僵硬，人就無法放鬆，等於一直處於緊張狀態。

滑手機的姿勢一旦定型，就會導致自律神經失調。就算你沒有覺得肌肉僵硬，也要改掉這個壞習慣。

試著「縮短」一天裡滑手機的時間。不用看手機時，提醒自己不要拿出手機。

圖 1-4

手機依存症者的頸部肌肉一直在承受重力

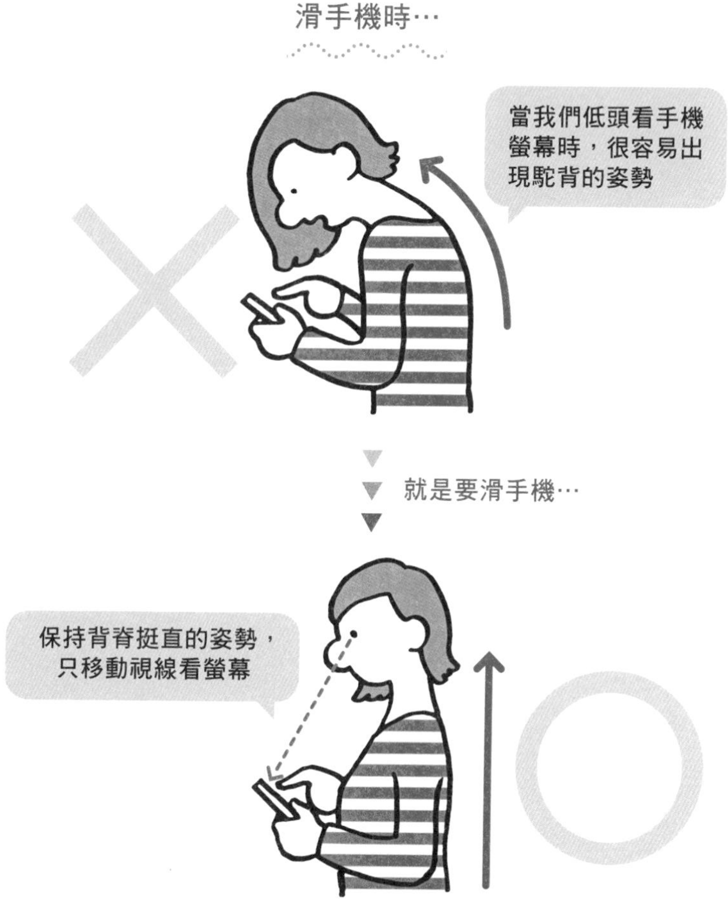
滑手機時…
當我們低頭看手機螢幕時，很容易出現駝背的姿勢
就是要滑手機…
保持背脊挺直的姿勢，只移動視線看螢幕

滑手機時，
提醒自己不要駝背

不要利用滑手機來消磨時間，這時候發呆放空，讓自己休息一下更好。這麼做還能啟動副交感神經。如果連閒暇時間也讓自己處於緊張狀態，不覺得很傷身體嗎？至少在閒暇時要讓身體放鬆休息，調整自律神經。

圖 1-5

仰躺滑手機也會讓身體所有肌肉承受重力

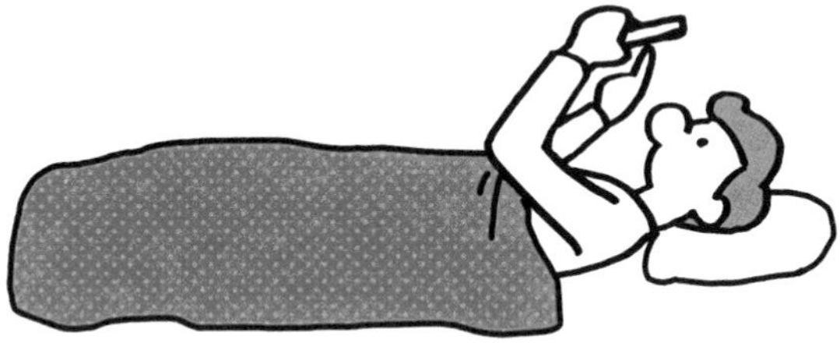

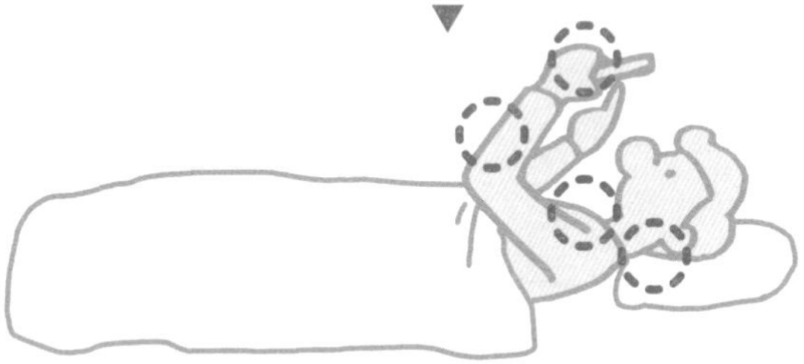

手掌和手臂肌肉會變僵硬，
頸部及胸部的肌肉也要承受重力

肌肉緊繃
＝
交感神經作用更活絡

不需要的時候就不要滑手機，放空發呆讓自己放鬆才是正道

姿勢習慣斷捨離

no.3

坐沙發時間

減少

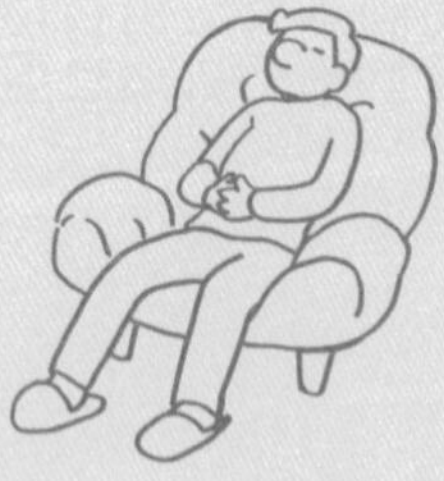

Postural Habits － [?] ＝

你是不是覺得可以包覆全身的柔軟沙發是好沙發呢？當你靠著椅背時，臀部也陷在椅子裡，整個人向後仰的姿勢……其實這種沙發對身體很不好。

請你試著做做看，坐在這種軟沙發上，維持後仰的姿勢不動，然後上半身推直坐起，直到大腿和腰部呈現直角為止。那麼，現在是什麼姿勢呢？你應該有察覺到脖子是下垂的。

以後仰姿勢坐著看電視時，其實上半身的姿勢與駝背、垂頭是無異的。

從正確姿勢來看的優質沙發應該是什麼型態呢？重點有兩個：①座面和靠背不宜過軟（反過來說，硬的比較好）；②座面和靠背的角度要接近90度。只要符合這兩點，就可以稱得上是優質沙發。

如果是身體不會往下沉、不會變成後仰坐姿的沙發，就不會讓你坐了以後變駝背，也能減輕背骨的負擔。

根據多年的整體師經驗，長時間坐沙發的人，身體不適的比例偏高。沙發柔軟，可以讓人整個窩在椅子裡，感覺很放鬆，但是因為肌肉本來就容易緊張，全身癱在沙發時，肌肉用力的部位會變得分散且不明，反而會對身體造成負擔。也許你認為沙發是讓人放鬆的，但其實長時間坐在沙發上，反而容易產生不適、進而導致自律神經失調，很驚人吧？今天起坐沙發時請留意你的姿勢，盡量讓腰部彎曲角度維持在直角角度。

有心改善的朋友，在家裡想放鬆的時候，請試著「減少」坐品質不良沙發的時間吧！老是覺得身體不適的朋友，就從這個小地方開始改變吧。

圖 1-6

坐在柔軟沙發上等於是駝背的姿勢

不會變駝背的沙發條件

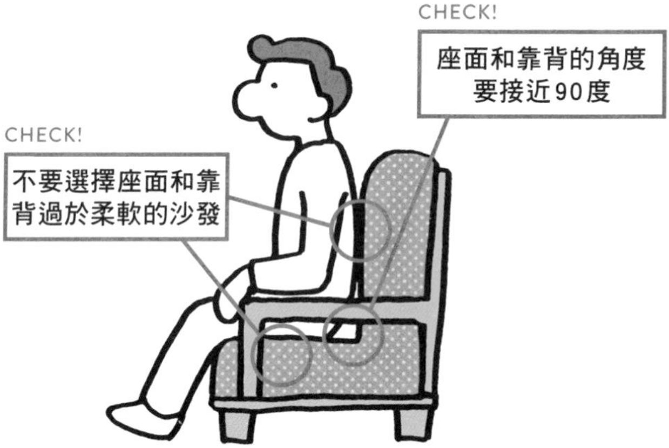
CHECK!
座面和靠背的角度要接近90度
CHECK!
不要選擇座面和靠背過於柔軟的沙發

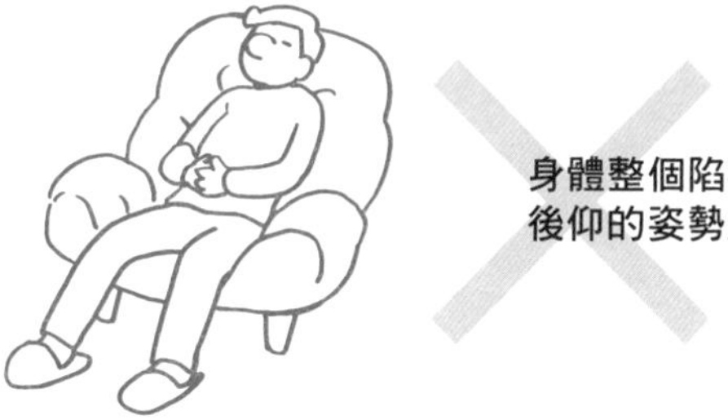
身體整個陷在座面，整個人向後仰的姿勢大NG

腰部彎曲角度要
有意識地維持在九十度

姿勢習慣斷捨離

no.4

移動時間

減少

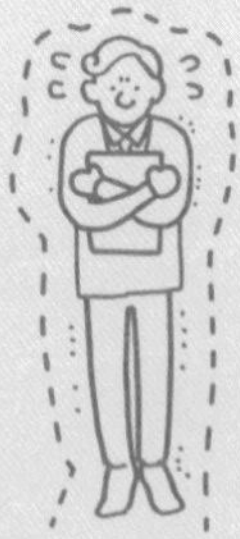

Postural Habits － □?□ ＝

各種調查結果顯示，通勤時間一長，承受的壓力會增加。各位從自己的親身體驗來看，應該很多人一旦搭乘客滿的大眾交通工具，便會覺得壓力倍增吧？

我在上班族時期，通勤時間也很長，單程要花兩個小時，來回就是四個小時，扣除上班和通勤時間，根本沒有屬於自己的自由時間，壓力甚大。此外，長時間搭車，身體無法活動，也會對身體造成負擔。還有，每天搭車坐著，脖子低垂睡覺，會導致頸部肌肉僵硬，頸骨歪斜，但當時我完全不知道這些事情。

更具體來說的話，搭乘交通工具移動時，必須一直維持相同的姿勢，這對身體是一個很大的負荷。持續相同姿勢，肌肉會有負荷，且一直處與緊繃狀態。不論搭車或開車、騎車或搭飛機，大家都是維持相同姿勢坐著。這段時間肌肉是一直處於緊張狀態。因出差而必須長距離移動時，光是長時間移動這件事，就容易讓人身心疲累。

與他人距離太近，也會有壓力。每個人都有所謂的個人空間，我們身體周圍就是個人空間，當有其他人侵入這個空間，會覺得不舒服（個人空間的距離會因人而異）。比方說在客滿的車廂裡，身體緊挨著別人的身體，個人空間距離是零。在這種環境下當然會覺得有壓力。待在客滿車廂裡會覺得焦慮不安，個人空間被侵犯應該是最大的原因。

當你覺得疲累時，不妨試著從一天的預定行程來縮短移動時間，比方說縮短通勤距離或減少出差次數。這麼做對調整自律神經很有效。此外，長距離移動時，最好中途活動一下身體，不要一直維持相同的姿勢。

想調整自律神經功能，建議在求職或轉職時，要將通勤時間與距離考慮在內，盡量住在滿車率低的區域。為了降低現代人自律神經失調的問題，或許未來的工作型態也將漸漸轉型為「在家辦公」

如果能像這樣「縮短」移動時間，不僅能提高產能，也能減輕壓力。

姿勢習慣斷捨離

no.5

呼吸次數

減少

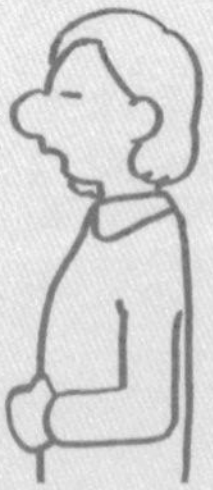

Postural Habits − [?] =

自律神經一旦失調，就是處於交感神經作用活絡的狀態，這時候幾乎所有人的呼吸都會變短淺。

維持生命的自律神經系統是無法憑自我意志控制的生理活動，然而，其中有一項是可以憑自我意志控制的，那就是「呼吸」。

當我們覺得緊張時，呼吸會變淺變短；放鬆時，呼吸會變深變長。平常我們都是無意識地呼吸，但其實我們可以有意識地去控制呼吸，所以一定要大口深呼吸，讓副交感神經作用變活絡。

持續大口深呼吸後，大腦就會誤以為我們處在休息狀態，認為該啟動副交感神經的開關，讓副交感神經開始運作。

善於利用這個大腦的誤解意識，讓身體放鬆的話，我們就可以隨時隨地憑自我意志來啟動副交感神經的開關。

也許有人會說：「每個人都知道深呼吸有益健康啊！」但我想問你們：「你真的有確實深呼吸、讓自己放鬆嗎？」因為有益自律神經的深呼吸不是腹式呼吸，而是胸式呼吸。

有人說：「只要做幾下深呼吸就好了。」這麼說也不對。請持續胸式深呼吸三至五分鐘。只做兩三下的深呼吸，大腦不會以為「現在是休息狀態」。必須持續做幾分鐘，大腦才會信以為真：「現在是休息時候，要啟動副交感神經的開關了！」

最理想的情況是不須刻意做，平常也會大口深呼吸。如果能做到這個程度，表示你隨時都能讓自己處於放鬆的狀態。

為失眠所苦、睡眠品質不佳的人請在上床後提醒自己要持續深呼吸。箇中原因後續會詳細說明。讓自己放鬆，在副交感神經開關啟動的狀態下就寢，睡覺時副交感神經也會確實作用。胸式深呼吸能讓腦脊髓液循環變好，提升全身的神經功能。如此一來，就能啟動頭蓋骨的開合運動，讓腦脊髓液順暢地從腦內流向骨盆腔的薦骨。

調整自律神經功能的口訣就是「減少」呼吸次數，慢慢地大口深呼吸。日常生活中時時提醒自己深呼吸，放慢呼吸次數，製造放鬆意識。

圖
1-7

可以憑自我意志控制呼吸

放鬆時候 ………… 大口深呼吸

緊張時候 ………… 淺短呼吸

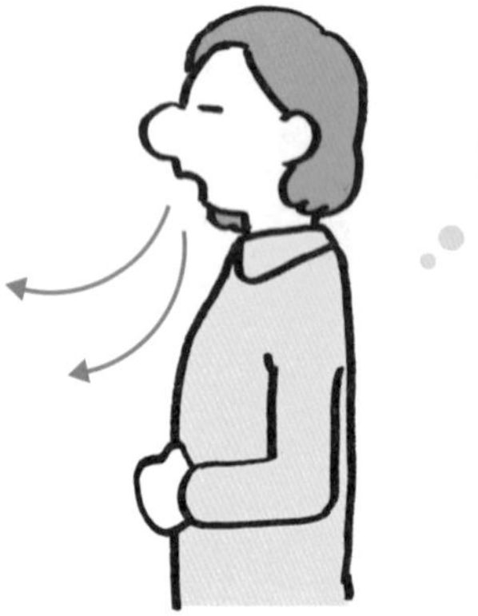

深呼吸

▼

大腦誤以為
現在是休息狀態

▼

啟動副交感神經
的開關

持續深呼吸三至五分鐘，
就能啟動副交感神經的開關

姿勢習慣斷捨離

no.6

矯正器材

減少

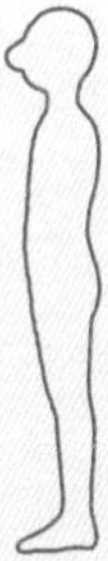

Postural Habits − ? =

當我對來本院的患者指導姿勢方面的事情時，曾有人問我：「如果使用器材輔助將背脊伸直是不是比較好？」從結論來看，我給他的答案是：「NO！」要持續維持正確姿勢，一定要憑「自我意識」來打造正確姿勢。

打造正確姿勢就是讓腹部和背部緊貼，腹部要內縮，在縮腹部時會用到腹肌的力量。腹肌肌力（即核心肌群）弱的人會覺得維持正確姿勢很辛苦，或維持不了。不過，只要強迫自己去做，有意識地維持正確姿勢，久了以後也能培養出腹肌肌力，維持正確姿勢也就不是難事。

如果仰賴器材，就無法培養為了維持正確姿勢所需的肌力。

再舉其他例子，市面上有販售矯正骨盆腔、擺在椅子上的坐墊，也請各位想想看。這個坐墊是專為你的骨盆腔打造的嗎？每個人的骨盆腔形狀都不同，骨骼也是人人不一樣。聽聞對骨盆腔有益就買來用用看，結果許多人都發現不適合自己。

骨盆腔幅度寬的人會因為坐墊形狀不合，變成強迫式矯正骨盆腔，骨盆腔若因此幅度變窄，會出現哪些問題？骨盆腔也有關節，這樣會導致關節活動不良。雖然你是為了矯正正確姿勢而買下坐墊，但因為和自己的骨盆腔不合，反而無法矯正為正確姿勢。

只要提醒自己並時時以「矯正姿勢」為主要信念，持之以恆實行，就算不依賴任何器材，你也能隨時隨地憑自己的力量矯正姿勢。姿勢不良的人想矯正姿勢的話，在以前的壞習慣尚未完全改善之前，會覺得特別辛苦，不易成功。然而，不怕失敗持續實行的話，一定能克服自律神經失調的問題。

市面上還有其他各式各樣的健康器材，請不要再採取每種都嘗試的「加法」策略，培養自主矯正姿勢的能力，憑自己的力量來舒緩肌肉。想改善自律神經問題，重點就是要採取這樣的「減法」策略，憑自己的力量矯正姿勢。

動不動就依賴器材，反而不利身體健康。

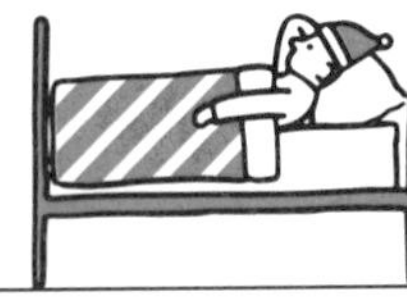

第二章

睡眠習慣

斷捨離

Sleep Habits － □?□ ＝

自律神經與睡眠的關係

大家每天早上都是神清氣爽地醒來嗎？是否曾經有過淺眠、「睡再久還是覺得很累」的時候呢？

想調整自律神經功能，「優質睡眠」是非常重要的元素。

睡眠品質不佳的話，交感神經作用會變活絡，自律神經就會失調。因睡眠不足而無法充分休息時，肌肉無法獲得放鬆，會處於緊張狀態。當肌肉處於緊張狀態，便容易出現肩膀僵硬或腰痛等問題。此外，當肩膀或頸部肌肉過度緊張，也容易有緊張型頭痛或暈眩等現象發生。

此外，睡眠品質低落時，意味著副交感神經作用也會變差，將會引發內臟不適的問題。

有難以入睡、中途醒來、淺眠等問題的人，身體的恢復力和治癒力也差，就會導致無法消除身體疲勞的狀態。身體無法獲得恢復、持續緊繃的話，交感神經會變活絡，就出現自律神經失調的各種症狀。結果，失眠問題更嚴重，甚或引發其他症狀，便陷於惡性循環中。

只要讓副交感神經作用活絡，讓身體恢復放鬆狀態，提升睡眠品質，身體的恢復力和治癒力也會提升，打造身體充滿活力的良性循環。

大家應該都有過這樣的經驗，當睡眠品質不佳，大腦活動力也會變差，整個人精神不濟，甚至無法思考，反應能力也變差。有報告指出，一旦大腦活動力下降，人就無法妥善控制自己的情緒。

因此，想改善自律神經失調的問題，首先必須提升睡眠品質。

圖 2-1

睡眠品質惡化會
引發各種不適症狀

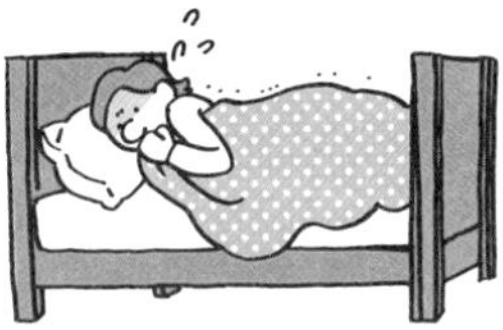

劣質睡眠

↓

副交感神經作用低落，
交感神經作用活絡

↓ ↓

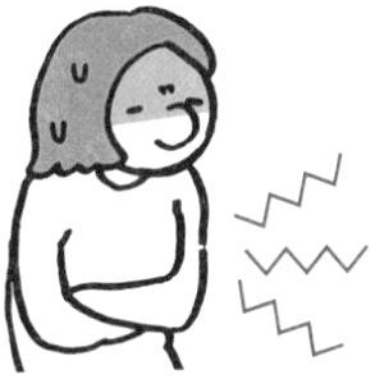

內臟不適

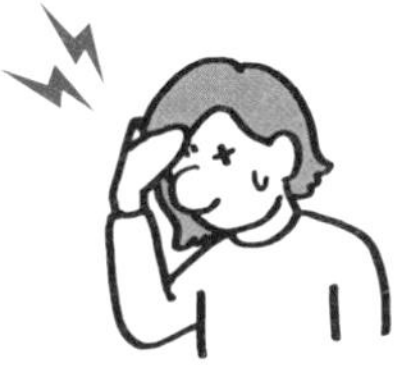

肩膀僵硬或頭痛，
甚至引發頭痛或暈眩

提高睡眠品質，
打造有健康身體的良性循環

睡眠習慣斷捨離

no.1

枕頭高度

減少

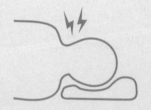

Sleep Habits − ⌐ ¬ = 

來院患者有許多人向我抱怨：「枕頭不合，害我睡不好」、「早上起床時，脖子和肩膀會痛」。若問大家哪種枕頭是好枕頭，好像沒有人能說出正確答案。在此向大家說明可以提升睡眠品質、醒來時不會肩頸疼痛的枕頭挑選方法。

我想應該有人覺得訂製款枕頭很好，眼睛不眨地就買了一個數千元的枕頭。此外，我發現有許多人認為枕頭愈高愈好。也常聽人說，試過許多枕頭，就是找不到合適的。那麼，我們該以何種基準來選擇適合自己的枕頭呢？

第一個基準是「維持正確姿勢的高度」。首先，請你以正確姿勢站立。正確姿勢就是想像腹部和背部貼緊，將腹部內縮，肩膀放鬆，視線維持水平的角度。請維持這個姿勢，靠牆站立。這時候腳後跟是貼著牆的。以正確姿勢站立時，耳垂和腳後跟是可以連成一直線。後腦不需要勉強一定要貼牆。大多數人的腳跟、臀部、肩胛骨都是貼牆，只有腰和頸部與牆壁會有縫隙。這時候所形成的頭頸部與牆壁的距離，就是正確的枕頭高度。

睡覺時能保持和站立時一樣的正確姿勢，背骨（頸椎、胸椎、腰椎）就會維持原有的正確位置，也能減輕背骨和肌肉的負擔。

後腦部和牆壁或地板的縫隙並沒有那麼大。所以「枕頭愈高愈好」的理論根本不成立。首先要做的是——「減少枕頭高度」。

第二個基準是「可以輕易翻身的高度」。翻身可以說是簡單、自然的整體動作。

在翻身時，有矯正身體歪斜、消除肌肉疲勞的效果。因此，無法翻身的時候，就無法矯正歪斜，肌肉也無法活動，於是明明有睡了，卻無法消除疲勞。許多訂製款枕頭的正中間是凹陷的，從容易翻身這一點來看的話，這種枕頭不能算是優質枕頭。

使用浴巾可以讓你比較容易找到合適的枕頭。使用浴巾的話，寬度和深度可以隨自己喜好來折疊。將浴巾互折，厚度會慢慢增高，就可以階段性調整高度。請試著睡在這個用浴巾折疊的枕頭看看。首先先仰睡（頭朝上），找出適合的高度。然後再左右翻身轉動看看。臉朝側面時，如果脖子出現像折到的感覺時，可能高度過低。請不斷翻身測試，改變高度，找出最容易翻身的高度。仰躺時無不適感，也容易翻身的高度，就是適合你的枕頭高度。

此外，購買了訂製款枕頭的人當中，也有人抱怨：「明明是量身訂做，高度卻完全不適合。」這是因為測量高度時睡的床和家裡的睡床硬度不一樣的關係。特地花大錢訂製枕頭，卻不合用，真的會覺得很可惜吧。

只要適合自己，不必是高價枕頭，便宜的浴巾或枕頭就很好用了。請打消高價枕頭就是好枕頭的先入為主觀念，請「減少」花在枕頭上的金錢。

圖 2-2

選擇適合自己高度的枕頭

1 維持正確姿勢的高度

CHECK!

- 腹部內縮
- 肩膀放鬆
- 視線保持水平角度
- 腳後跟貼牆
- 想像耳垂和腳後跟連成一條線

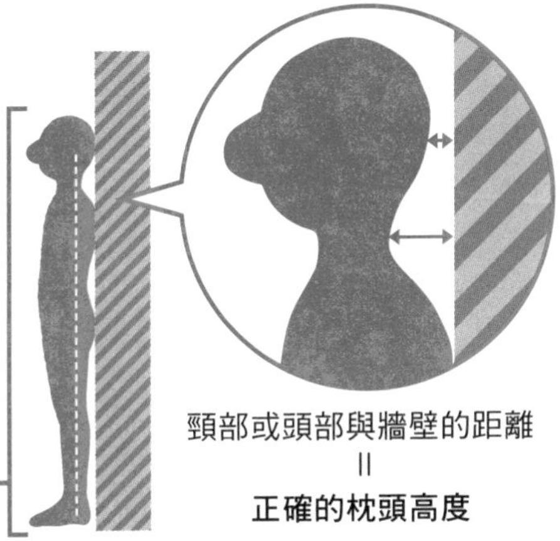

頸部或頭部與牆壁的距離
||
正確的枕頭高度

2 可以輕易翻身的高度

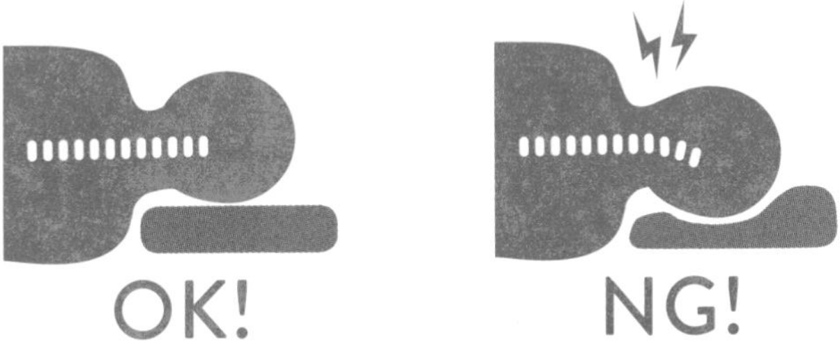

使用浴巾，
找出讓自己舒服的高度

睡眠習慣斷捨離

no.2

睡前
滑手機時間

減少

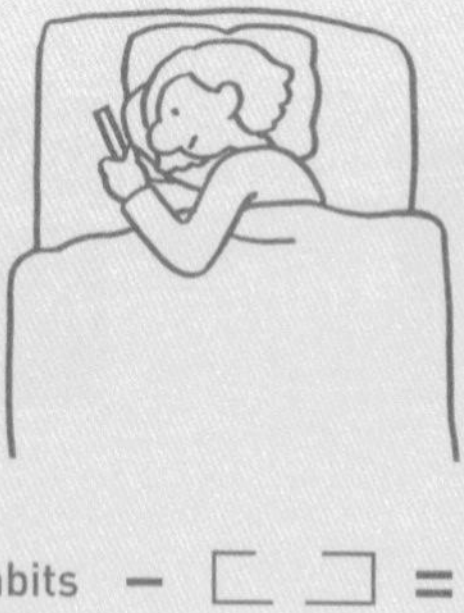

Sleep Habits －［ ］＝

失眠症狀當中，最多人喊苦的是難以入睡的問題。那麼，該如何做才能很快入睡呢？

一般說來，難以入睡的人睡前習慣都不佳。阻礙入睡的原因當中，睡前滑手機是最大的問題。當我們滑手機時，背景光的LED會放射出藍光。藍光具有讓大腦清醒的效用，也會刺激視覺，讓眼睛疲累。當我們滑手機時，眼睛是以極近的距離接收藍光，影響更大。

想入睡的話，提升副交感神經功能，可以讓睡眠品質變好。但手機藍光讓大腦清醒，等於讓大腦處於緊張狀態。當大腦處於緊張狀態，交感神經作用會變活絡，睡前滑手機會讓大腦持續處於緊張、工作狀態，提升交感神經的作用。

所以睡前一至兩個小時要「減少」滑手機的時間。

儘管老是嚷嚷：「我都睡不著，很傷腦筋！」卻還是睡前手機滑不停，失眠是理所當然。總是以「忍不住就滑了」為藉口，只會讓自律神經失調。

為了提升副交感神經的作用，建議房間使用黃光。當我們沐浴在黃光下，會刺激促眠荷爾蒙分泌，副交感神經作用會變活絡，整個人就會處於放鬆狀態。善用黃光的間接照明或有調光功能的日光燈，盡量讓自己待在明亮度不會太強的暖光環境下入睡。

圖
2-3

藍光讓大腦處於清醒狀態

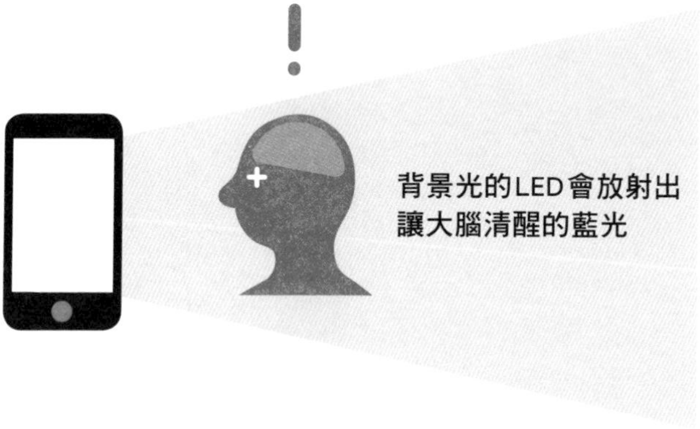

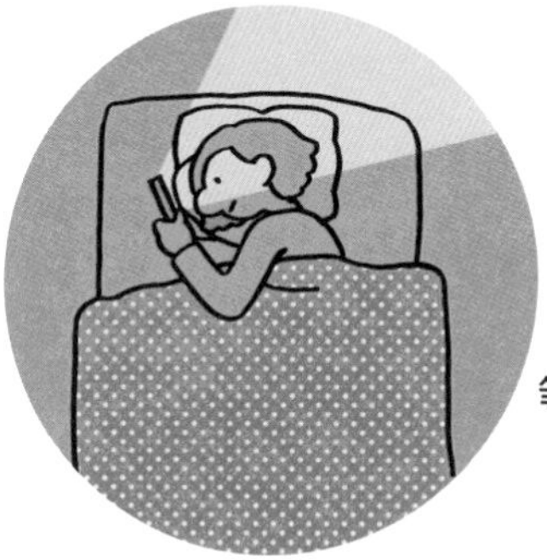

晚上滑手機的話…

▼
▼
▼

等於自己讓大腦處於緊張狀態，
提升交感神經的作用

滑手機時，眼睛以極近距離
接受藍光，影響甚大

睡前一至兩個小時
要「減少」滑手機的時間

如大家所知，在文明不發達的時代，晚上並不像現代都會那樣到處都有燈光。人們自古以來就是借夕陽的光看東西，或到了晚上燒柴火，利用柴火的亮光識物，讓大腦知道「現在已經是就寢時間了」。太亮的街燈或會發出藍光的手機之類的機器，反而是不自然的光。減少接觸藍光，在溫煦的黃光下生活，就是容易入眠的秘訣。

圖 2-4

沐浴在黃光下，提升副交感神經的作用

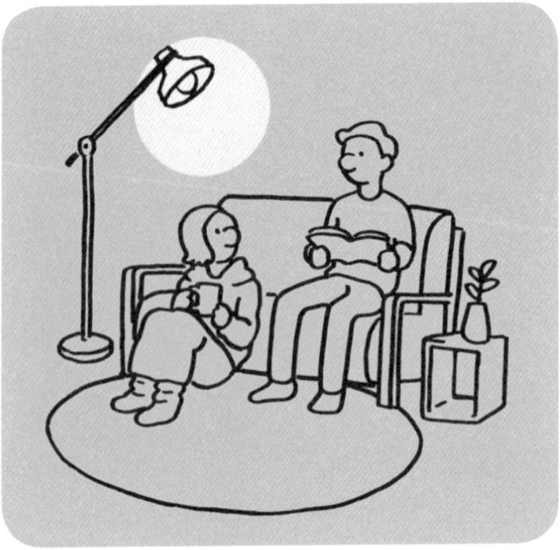

沐浴在黃光下⋯

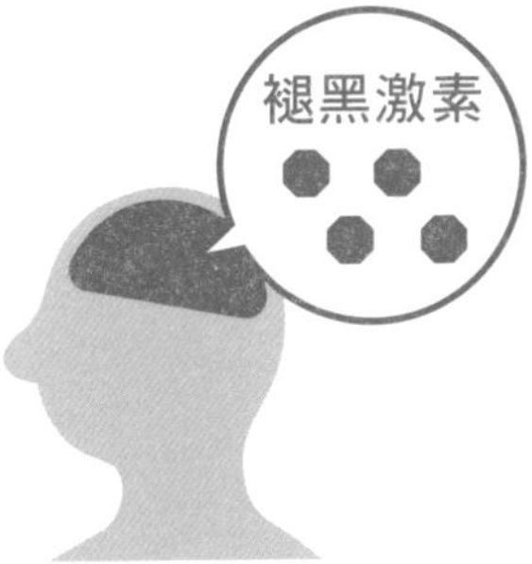

= 分泌促眠荷爾蒙！

待在有黃光間接照明或可調光的日光燈房間，準備就寢

睡眠習慣斷捨離

no.3

生理時鐘

減少

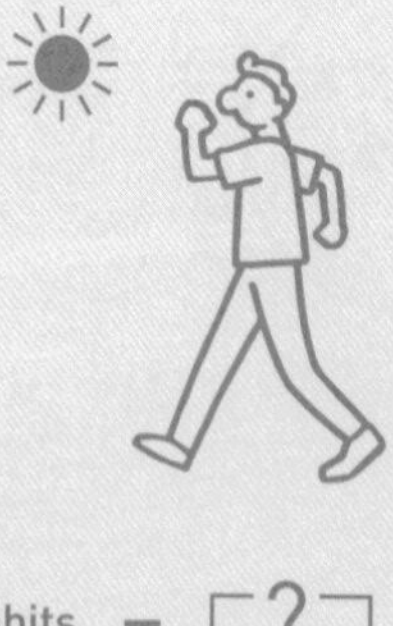

Sleep Habits － [?] ＝

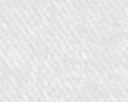

想調整失衡的自律神經，消除難以入眠、中途清醒、清晨清醒、淺眠等失眠症狀，必須讓身體獲得充分的休息。要改善睡眠品質，最理想的方法是避免擾亂生理時鐘，每天睡眠充足、定時睡覺、定時起床。那麼，我們該如何調整生理時鐘呢？

生理時鐘（circadian rhythm）的一個循環是二十四個小時十一分鐘。可是我們的世界時鐘是以二十四個小時零分為一循環。這兩個時鐘有著十一分鐘的時差。如果生活不規律，就無法彈性修正這十一分鐘的時差，而且每天的時差會累加，愈來愈大。

假設每天凌晨兩點就寢的人。這個人特別喜歡睡覺，每天鬧鐘都訂在九點響起，可是他卻按掉了鬧鐘繼續睡，起床時已經是十點或十一點了。持續晚睡晚起的生活，就會一直累積十一分鐘的時差，三天後就差了半小時，五天以後時差就變成五十五分鐘。

即使凌晨兩點才上床睡覺，生理時鐘卻以為還是凌晨一點五分。所以你會睡不著，等到你好不容易入睡了，那已經是凌晨兩點五十五分了。放任生理時鐘的十一分鐘時差置之不理，就會出現「不是深夜就無法入睡」的症狀。

於是，本來應該是睡覺休息的時間，卻無法好好休息；該起床工作的時間，卻又爬不起來。那麼，我們該如何消弭這樣的生理時差呢？

我的建議是——嘗試重新啟動生理時鐘的「晨光浴」。

清晨六點至八點半的晨光富含重新設定生理時鐘的光物質。只要每天十幾分鐘的晨光浴，就能重新設定生理時鐘。如果可以，不妨清晨出門散步，邊走路邊曬晨光，效果更棒。

晨光浴和走路運動都有刺激血清素分泌的效果。血清素是活化副交感神經的荷爾蒙。到了下午，清晨分泌的血清素會轉換為褪黑激素，幫助入眠。

如果無法外出，光是站在屋內的窗邊曬曬晨光，也會有不錯的效果。就算是陰天，光量也足夠重新設定生理時鐘，不論晴天或雨天，請一定要切實地做晨光浴。

此外，每日起床時間要固定在能做晨光浴的時間。做了晨光浴，會讓你晚上更容易入睡。放假日想賴床的話，起床時間不要超過平時起床時間一個小時，這樣才不會打亂生理時鐘。

想維持優質睡眠，請多做晨光浴，刺激血清素分泌，並「減掉」生理時鐘多出的十一分鐘。

圖 2-5

讓晨光重新設定生理時鐘

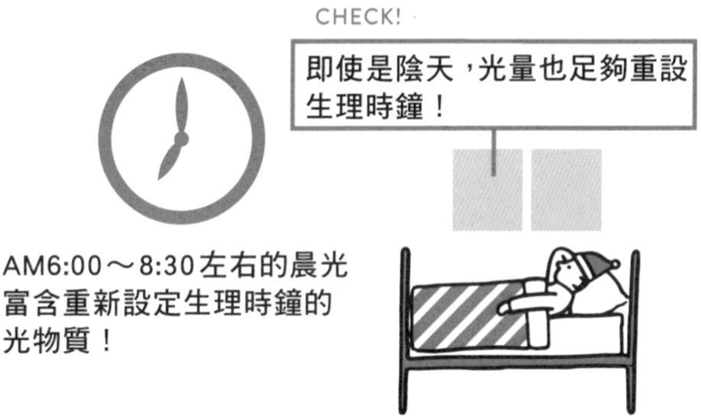
CHECK!
即使是陰天，光量也足夠重設生理時鐘！
AM6:00～8:30左右的晨光富含重新設定生理時鐘的光物質！

晨光浴＋走路，效果加倍！

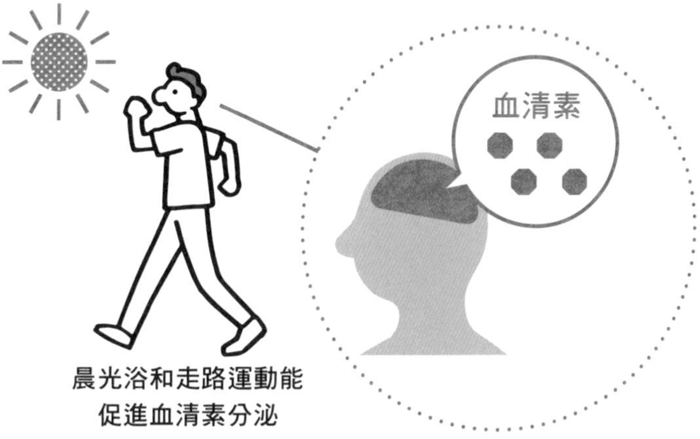
血清素
晨光浴和走路運動能促進血清素分泌

每天十分鐘晨光浴，
調整生理時鐘

睡眠習慣斷捨離

no.4

呼吸次數

減少

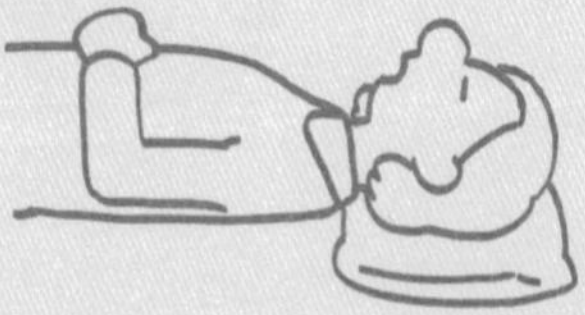

Sleep Habits − [ ] = 

在第一章根據姿勢與肌肉的觀點，說明減少呼吸次數的重要性。在這個單元則要傳授大家幫助入眠的減少呼吸次數的方法。

自律神經控制的生命活動中，只有呼吸是唯一可以憑自我意志來控制的生命活動。因為是刻意去做，當自己能控制呼吸的時候，意味著自己也能控制自律神經。

各位泡溫泉或泡澡時，是不是會「呼～」地大吐氣？這是因為身體鑽入浴缸時，覺得舒服，整個人放鬆就啟動了副交感神經的開關，很自然會大口呼吸。反過來說，只要自己大口呼吸，就能啟動副交感神經開始運作。持續大口深呼吸，大腦會以為「現在是放鬆的時候，要啟動副交感神經的開關」。於是，副交感神經就啟動，身體就能放鬆。

如果你能善用這個機制，在睡覺時就能自己控制啟動副交感神經的開關。當你習慣大口深呼吸的節奏後，就可以隨時啟動副交感神經開關。等到身體適應以後，也請持續主動大口深呼吸，就能讓副交感神經時時維持在高作用狀態。

那麼，傳授各位睡前大口深呼吸的方法。如果你已經鑽進被窩裡，準備仰躺睡覺，先由肺部呼吸，深吸一口氣，再慢慢大吐氣。氣全部吐盡後，覺得氣悶時就主動再吸氣，吸氣意識不明顯也沒關係。這時候不要勉強自己一定要大口吸氣，而是想像全身肌肉都放鬆，處於無力狀態。持續做三至五分鐘，副交感神經作用會慢慢提升，身體就能放鬆。

圖 2-6

大口深呼吸啟動副交感神經開關

泡澡時會「呼～」地吐氣，是因為整個人放鬆的關係

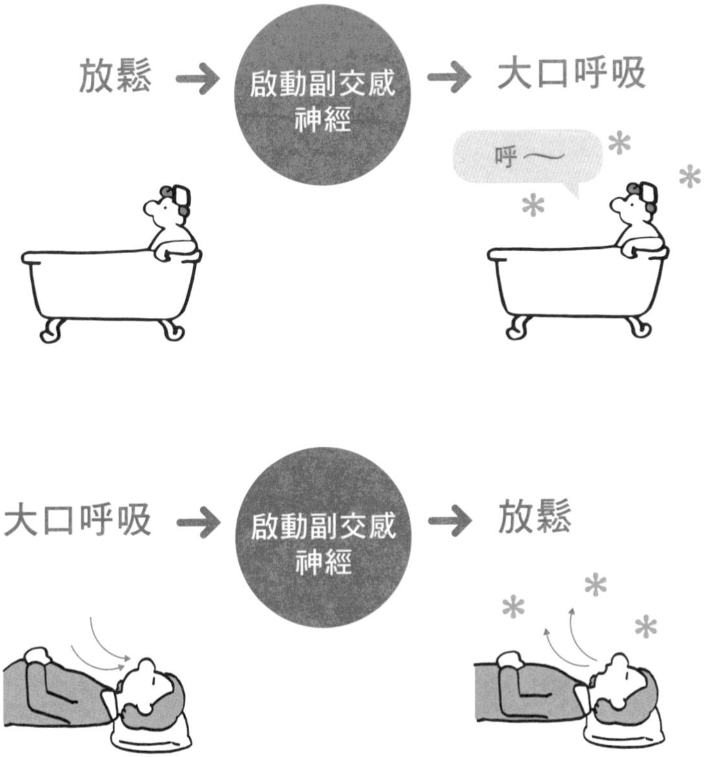

就寢時大口深呼吸，
讓副交感神經作用變活絡

鑽進被窩裡大口深呼吸，可以減少呼吸次數，降低呼吸頻率，是提升睡眠品質的重要關鍵。請務必每天持續這麼做。只要每天持之以恆，就算沒有提醒自己，也會養成主動大口深呼吸的好習慣。

此外，當你的意識集中在呼吸這件事時，就不會再關注「可能會失眠」的這件事，不安感會消失，這就是附加效果。如果你擔心「可能會失眠」、「今晚又失眠該怎麼辦？」這些問題，真的就會睡不著。想要轉念或轉換心情的話，一定要學會這個呼吸秘訣，自己的身體自己控制。

圖 2-7

睡前「大口深呼吸」的秘訣

慢慢地大口吐氣

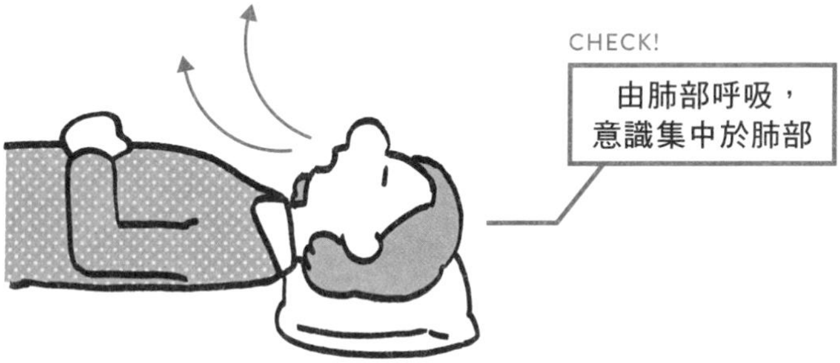
CHECK!
由肺部呼吸，
意識集中於肺部

↑↓

全部吐盡後，自然就會再吸氣

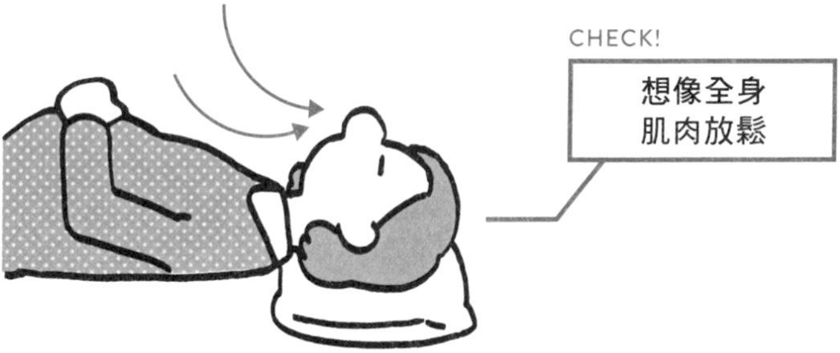
CHECK!
想像全身
肌肉放鬆

學會大口深呼吸，
隨時都能自由地啟動
副交感神經的開關

睡 眠 習 慣 斷 捨 離

no.5

酒精

減少

Sleep Habits － □?□ ＝ 

許多為失眠所苦的人會選擇喝酒，我想是不是因為他們不知道喝酒對睡眠會有不良的影響，所以才喝酒？相反地，這些人都有這樣的觀念——「沒喝酒就睡不著。為了入睡不是必須喝酒嗎？」因此，我認為有必要讓大家知道酒精對睡眠品質的影響是多麼巨大。

喝了酒會容易入眠，是因為酒精讓大腦麻痺，無法正常作用的關係。一時的麻痺或許能讓人容易入眠，可是喝了酒以後，卻會讓交感神經作用更活絡。因為交感神經作用活絡，在聚餐喝了許多酒的那一天會半夜醒來，導致翌晨起床時，疲勞無法完全消除，人就會顯得疲憊。

想要打造優良睡眠品質，必須提高副交感神經功能；可是，如果以睡不著的理由，在睡前喝酒的話，會導致交感神經作用更活絡，睡眠品質當然差。這個行為就像是故意降低自己的睡眠品質。

如果一定要喝酒，請在睡前兩小時結束飲酒。比方說晚上七點吃晚餐時喝酒，喝到九點結束的話，就寢時間就訂為兩小時後的十一點。若無法在就寢前空出兩個小時的消化沉澱時間，那一天就不要喝酒。

有人說：「那是不是只要能挪出兩個小時，就可以肆無忌憚大量喝酒？」這是大錯特錯的想法。大量喝酒的話，請在酒精分解完畢、醉酒清醒後再就寢。但無論如何，還是改掉大量喝酒的習慣比較好。

也有人會認為「喝酒是我唯一的人生樂趣，所以我無法戒酒。」這時候你要選酒精還是睡眠，就看你怎麼決定了。酒精是會讓人成癮的，戒不了酒也是逼不得已。可是，如果想早日克服失眠問題，請改變飲酒方式。

飲酒重點第一步就是「減少」飲酒量。還有，將喝酒時間點「往前推」。至少要做到就算喝了酒，也能維持優質睡眠的程度。

睡眠習慣斷捨離

no.6

加班時間

減少

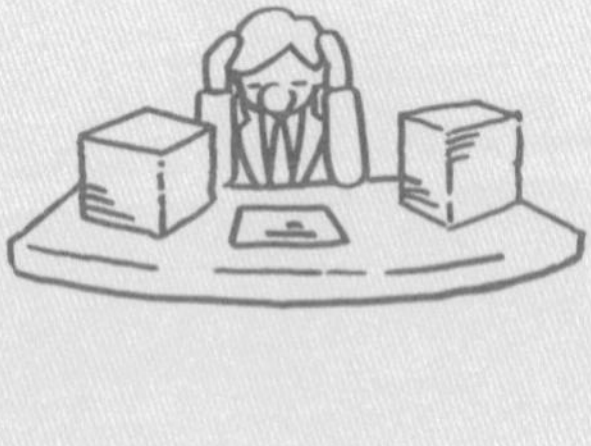

Sleep Habits －［?］＝

「每天都加班到很晚，很難有足夠的睡眠時間。」

我想這種人應該不少。

可是，一旦加班變成常態，會導致平日休息、睡眠時間減少，身體恢復力也會變差。睡眠不足會讓身體持續處於緊張狀態，等於交感神經一直在工作。

各位可能會覺得不可思議，不過，一旦睡眠不足，便很容易引發腰痛。當睡眠不足導致交感神經作用活絡，內臟功能變差，內臟周邊的肌膜會變僵硬，腰部肌肉也會處於緊繃狀態。肌膜好比是包覆全身的絲襪，包覆肌肉、內臟等整個身體的組織。當肌膜有一處緊繃僵硬，也會影響其他部位的肌膜，連肌肉也會突起緊繃，出現活動困難的症狀。

因此，睡眠不足會促使交感神經作用更活絡。另外，身體恢復力和治癒力會在副交感神經作用活絡時提升，如果交感神經過度作用，身體疲勞會很難消除。雖然物理性睡眠不足也會讓疲勞無法消除，可是同時也會因為副交感神經沒有啟動，導致疲勞無法消失。總而言之，持續睡眠不足，只會讓疲勞日積月累，愈來愈嚴重。

因此，務必早點下班回家，讓身心恢復相對放鬆的狀態。多數亞洲公司的型態，會讓員工很難準時下班，可是，如果因為這樣搞壞身體，真的一點意義也沒有。為了讓明天充滿活力，一定要每天準時下班。現在退休年齡往後延，年金給付的年限也會往後移。想想自己未來還要工作好幾十年，如果每天都工作到很晚才下班，是否太虐待自己的身體呢？

你不需要看上司的臉色。就算你勉強自己加班生病了，上司也不會對你的生活伸出援手。因為只有你自己才能保護自己。

為了未來能繼續工作，一定要把健康擺第一。請花點心思想想如何讓自己準時下班，以確保充足睡眠，這是維持健康的首要條件。

據說長壽的睡眠時間要睡足七個小時。為了確保每天有七個小時的睡眠時間，請「縮短」工作時間。

「想要轉念或轉換心情的話，
一定要學會大口呼吸這個秘訣，
讓自己的身體控制呼吸。」

第三章

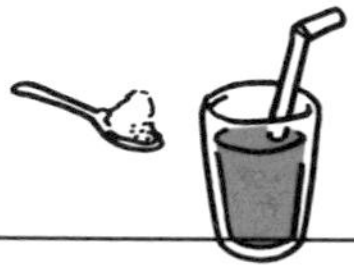

飲食習慣

斷捨離

Dietary Habits − [?] =

自律神經與飲食的關係

想

調整自律神經，必須慎選食物，並留意攝取方式。

自律神經失調的人，很可能伴隨內臟功能虛弱。當內臟功能變差，就會出現腹瀉、便秘、腸躁症、胃痛、噁心、失眠、腰痛、背痛、身體倦怠無力等諸多症狀。

那麼，為了維持內臟的正常功能，該如何選擇食物呢？

吃錯食物的話，會讓內臟器官受損、功能變差。此外，不同器官，受損的原因也不相同。

在本章會介紹普遍來說不利內臟健康的食物，以及大家「誤以為有益身體、實則不然的食物」。我在為病患看診的過程中，整理了各種看似有益身體健康、實際上卻導致內臟功能變差的食物。當你不明所以地吃下肚，就會在不知不覺中削弱內臟功能，真的是疏忽不得。

如果你是這種情況，選擇「減少」攝取這類食物，就能讓身體恢復活力。

飲 食 習 慣 斷 捨 離

no.1

保健食品

減少

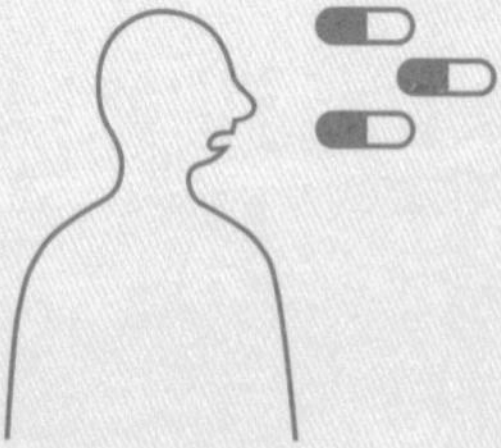

Dietary Habits － [?] ＝

你是否為了健康，每天吃保健食品呢？

真的有效嗎？難道不是為了心安才吃嗎？

來本院治療的患者有很多人為了調整身體不適而吃保健食品。可是，在為他們整骨、診療時，常讓我發現——保健食品才是導致身體不適的原因。為了健康而吃的保健食品，卻是導致身體不適的兇手，這讓我忍不住反問：那為什麼要吃保健食品？這樣不是一點意義也沒有嗎？

保健食品並不是對所有人都是不好的。健康的人為了預防疾病而吃，可能並非壞事。不過，透過問診讓我知道，保健食品對於已經罹患自律神經失調的人並無益處。那麼說到底，保健食品究竟會對身體造成什麼的影響呢？

首先來談談維生素系列的保健食品。維生素有水溶性和脂溶性兩種。如果是水溶性維生素（維生素C等），身體會吸收必需成分，不必要的成分會隨尿液排出體外。許多人以為維生素攝取越多越好，但身體並不需要這麼多的維生素，多食無益，身體會將多餘的排出，也就是說只要適量補充即可，多吃並無法多吸收。

脂溶性維生素則無法隨尿液排出體外，必須依賴食物中的脂肪才能被消化吸收。以前說法是就算攝取過多也不會有問題。但是根據近期研究指出，攝取過量脂溶性維生素不僅無法吸收，更可能產生毒性反應。

我不是研究人員，不曉得專業知識，可是就我的整體施術經驗，發現有吃保健食品習慣的人，他的肝功能和腎功能都變差。經手的病患越多，只要觸摸就知道哪個部位的內臟功能不好。雖然其他的自律神經症狀有好轉，可是不曉得為什麼肝功能和腎功能沒有改善？於是我試著詢問患者，想找出原因，結果很多人都告訴我有攝取保健食品的習慣。自然界並沒有像保健食品那樣濃縮維生素等營養素的物質吧？然後我們的身體為了分解這些不自然的東西，肝臟和腎臟當然就要承受重大負擔。

只要停止攝取保健食品，從平日飲食攝取營養，肝功能和腎功能就會好轉。

雖然停止吃保健食品，但是身體狀況並沒有因此變差，反而讓肝功能和腎功能變好，身體也活力充沛。請從天然食物攝取必須營養素，「斷捨離」保健食品的攝取。

圖 3-1

保健食品造成肝臟及腎臟的負擔

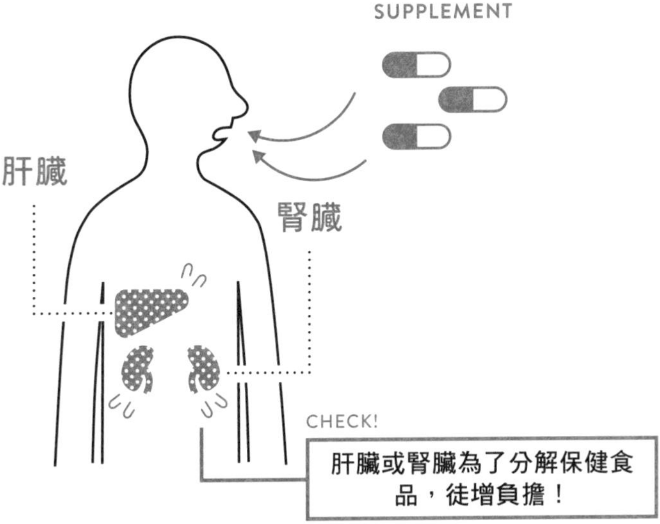
SUPPLEMENT
肝臟
腎臟
CHECK!
肝臟或腎臟為了分解保健食品，徒增負擔！

從平日飲食攝取營養素！

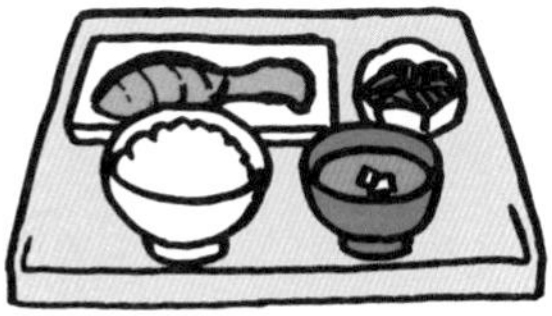

從平日飲食攝取身體必須的營養素

飲食習慣斷捨離

no.2

藥物用量

減少

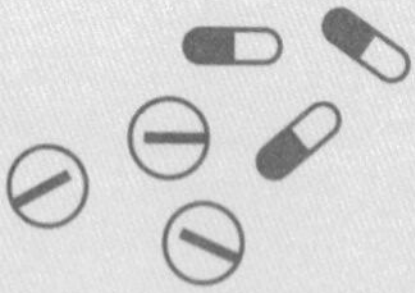

Dietary Habits − [?] =

有人自律神經失調症狀或憂鬱症狀已轉為穩定，卻繼續服用相同的藥量。因為他擔心：「萬一又發病該怎麼辦？」基於這樣的不安，即使病況好轉，卻沒有停止用藥的劑量。我想告訴這樣的病患：「你可以繼續服藥，但請慢慢減少藥量。這麼做對於預防疾病復發很重要。」

我能體諒擔心疾病復發的不安感。可是，將本院已恢復健康而繼續服藥與減少藥量的患者相比，有個很明顯的趨勢，那就是繼續服藥的人容易再復發，而減少藥量的人則不再復發。

抗憂鬱藥物或抗焦慮藥物除了原有的治療目的，還會有副作用等與原本用藥目的不同的作用產生。而是否會出現這些症狀或症狀的輕重，則因人而異。

從全面來看，治療的目的是為了讓身體變好，可是，卻有一部分的人沒有好轉，或者留下後遺症。導致這種情形的原因，通常都是出在藥物身上。

吃藥並不是不好。當身體狀況不好時，依賴藥物調整大腦的荷爾蒙分泌也是必要的。可是，如果狀況已穩定，卻還繼續服用相同的藥量，就不好了。

藥物跟保健食品一樣，需要肝臟和腎臟分解，所以會導致肝功能和腎功能變差，而且很多時候會觸發自律神經失調。當狀況穩定後猛然停藥，也可能出現戒斷現象或其他自律神經失調症狀。

失眠症已經有改善的人，如果繼續服用安眠藥，起床後會有一段時間睡意依舊在。這就是藥效太強的關係，無法趕走睡意。

當身體狀況好轉，就該慢慢減少用藥。最終目的還是要努力停藥。如果沒有堅持到完全停藥，症狀會再復發。認真且謹慎設定停藥目標的人，則很少會再復發。

我理解各位不安的心情，但是「減少」用藥是預防自律神經失調症狀再復發的重要過程。請改變你的想法，不要再心懷不安，慢慢減少藥量吧！

飲食習慣斷捨離

no.3

不適合的食物

減少

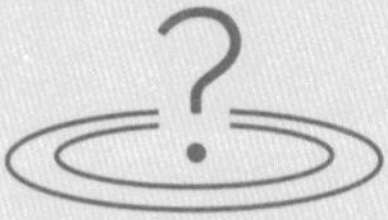

Dietary Habits

常看電視節目介紹「吃了某食物有益身體健康」。可是，卻有真實案例是道聽塗說後未經查證，就比照辦理，最後反而讓內臟受損。

每個人的身體狀況都不同，不可能一模一樣。有一份DNA研究報告指出，人有百百種，就以食物過敏為例，多數人可以吃的小麥，仍有人會對它過敏，對小麥過敏的人如果吃了小麥，會出現蕁麻疹或過敏性休克。現在烤得蓬鬆柔軟的美味吐司很受歡迎，常常有人排隊搶購。對小麥過敏的人，就算吐司多麼美味，他還是不能吃。而對自律神經失調的人而言，高GI值的吐司屬於會對內臟造成負擔的食物，會削弱內臟功能。

香蕉是可以提升副交感神經作用的食物之一。他會促進血清素分泌，我會建議患者吃香蕉，可是也有人一吃香蕉就腹瀉，表示他的體質不適合吃香蕉。

為了身體好而吃某種食物，但如果反而讓身體出狀況，這就本末倒置了。魩仔魚也是一樣。它富含能促進血清素分泌的維生素B_6，是改善自律神經失調的優質食物，然而它同時也有讓尿酸變高的作用。對痛風或尿酸過高的人來說，吃了魩仔魚反而會升高尿酸指數，引發痛風。雖然有益改善自律神經功能，但是對有痛風的人來說，它就是不適合的食物。

因為每個人體質和身體狀況不同，有益於A的食物可能是導致B症狀的原因。

如果每天持續攝取不適合自己體質的食物，長久下來對整體健康是非常危險的事情，當你察覺絲毫不對勁時，就要思考是否要減少分量或頻率。

正視自己的身體反應，豎起你的天線，仔細觀察身體的變化，才是維持健康的秘訣所在。

不適合的食物就要適度斷捨離，如此才能真正遠離不適症狀。

飲 食 習 慣 斷 捨 離

no.4

咖啡因

減少

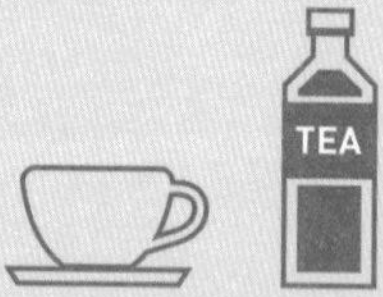

Dietary Habits − □?□ =

我在之前的拙著中也有提過，咖啡因是導致交感神經作用啟動的一大因素。因此，如果你因為喝了咖啡、紅茶、綠茶、烏龍茶、提神飲料、可可亞等，而出現自律神經失調的話，請務必戒掉這些罪魁禍首，改喝零咖啡因的飲品。

建議改喝水、麥茶、南非國寶茶（如意寶茶）、氣泡水等。如果是零咖啡因的咖啡、紅茶、綠茶，也可以安心飲用。最近咖啡店都增加了零咖啡因飲品的選項，真的很想喝咖啡的話，可以選擇只含微量咖啡因的低咖啡因咖啡（Decaf Coffee）。

咖啡因會刺激中樞神經、心血管、呼吸、胃腸等，並加速細胞代謝速度。當你戒掉咖啡因，就能提升副交感神經的作用，營造身體修復的動力，並放鬆一直緊繃的狀態，徹底消除疲勞，改善自律神經失調症狀。

咖啡因會讓人上癮，就算只攝取少量，都會讓大腦產生需求的意念，建議你一定要完全戒除咖啡因。

請記住，想改善自律神經失調症狀，「減少」咖啡因攝取是非常重要的關鍵。

圖 3-2

調整自律神經的飲料選擇

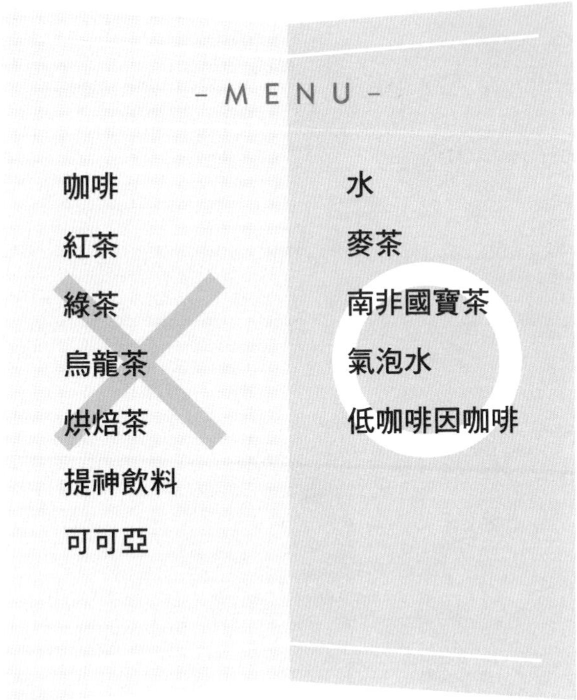

戒掉咖啡因，
提高副交感神經作用

飲 食 習 慣 斷 捨 離

no.5

尼古丁

減少

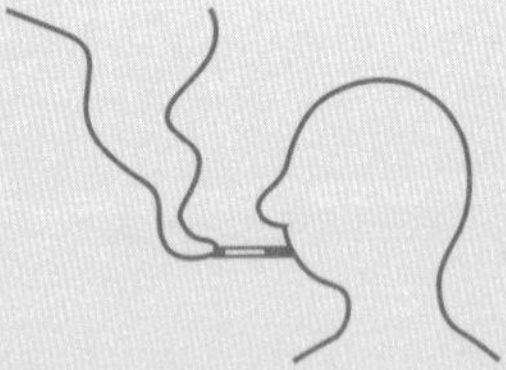

Dietary Habits – ? =

癮君子總說：「飯後一根菸，快樂似神仙。」大家都認為抽菸能讓人放鬆，其實這是大腦的誤解。抽菸後，交感神經作用會變得強烈，於是大腦判斷這是危險狀態，就只會在那一瞬間啟動副交感神經的開關，所以我們會瞬間覺得放鬆。然而，過了那一瞬間，馬上就會切換交感神經的開關，回到原先交感神經作用強烈的狀態，也就是大腦因為一瞬間的副交感神經作用，而產生了「放鬆」的錯覺。

想調整自律神經失調的問題，基本上就是要讓副交感神經的作用處於優勢，讓身體長時間維持在放鬆的狀態，如果抽了菸，只會讓交感神經作用加劇，所以才會說抽菸是百害而無一利的行為。

再從身體器官及疾病來看，抽菸會加速器官的老化並增加諸多疾病的致病率，抽菸不僅是對肺部造成不可逆的傷害，更是全身性的毒物。

要抽菸或戒菸，是個人的選擇，無人能逼迫你。可是，如果你正為自律神經失調所苦，一定要與香菸「斷捨離」，以堅定意志打倒抽菸的壞習慣。

圖 3-3

為什麼抽菸會讓人感覺輕鬆愉悅呢？

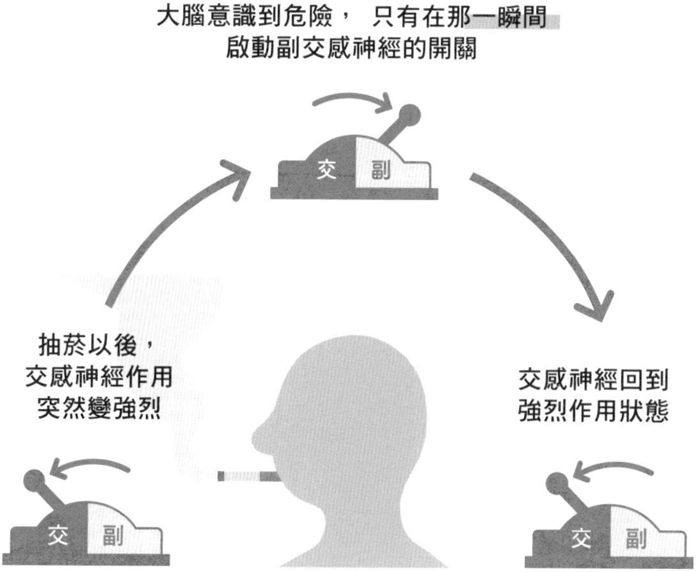
大腦意識到危險， 只有在那一瞬間
啟動副交感神經的開關
交
副
交感神經回到
強烈作用狀態
交
副
抽菸以後，
交感神經作用
突然變強烈
交
副

抽菸讓交感神經作用加劇

牢記「抽菸＝不健康」，以堅定意志戒菸

飲食習慣斷捨離

no.6

甜食

減少

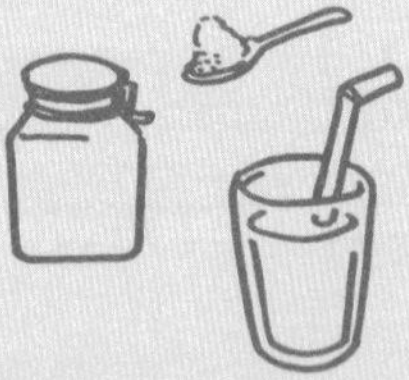

Dietary Habits － ? ＝

甜食也是導致交感神經作用活絡的一個大原因。

當我們吃了含糖量高的食物，胰臟和肝臟為了降低血糖而過度勞累，就會削弱內臟功能。尤其是砂糖，它會損傷胃壁，對肝臟造成負擔，讓大腸裡的腸道細菌功能降低，這些都是對各個內臟器官造成負擔的直接原因。

內臟功能變弱的話，消化吸收也會變差，疲勞無法消除，全身都會受到影響。

除了砂糖，精製白砂糖、冰糖、麥芽糖等也是各種食物的添加劑，所以不得不提高警覺。尤其是精製白砂糖和冰糖，它們的ＧＩ值比白砂糖高，會讓血糖快速上升。

此外，水果榨成汁以後，其纖維質會被破壞，ＧＩ值也會提升。纖維質有緩降糖吸收速度的效用，為了能攝取到原狀的纖維質，水果不宜榨汁，請直接吃。

高ＧＩ值食物會對內臟造成負擔，用餐步驟宜先吃蔬菜等低ＧＩ值食物，讓纖維質保護內臟，避免血糖快速上升。為了不要突然攝取砂糖和高ＧＩ值食物，削弱內臟功能，請隨時提醒自己「少碰甜食」。

圖 3-4

高GI值食物會對內臟造成負擔

低GI值食物

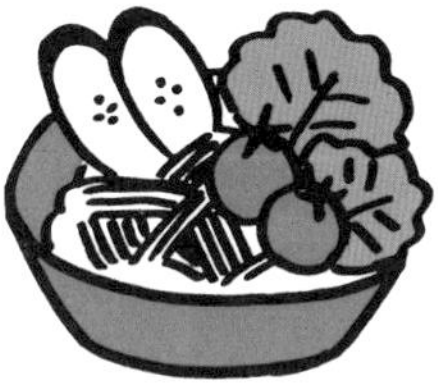

利用纖維質保護內臟
預防血糖快速上升

高GI值食物

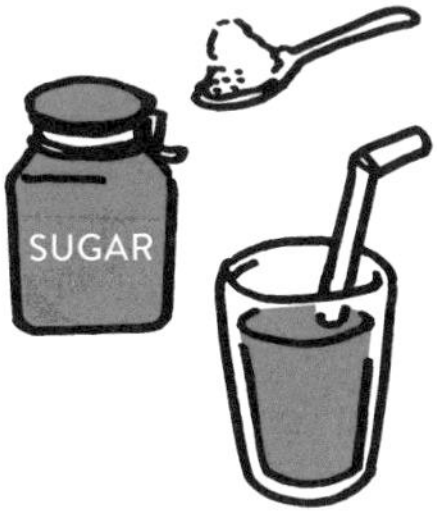

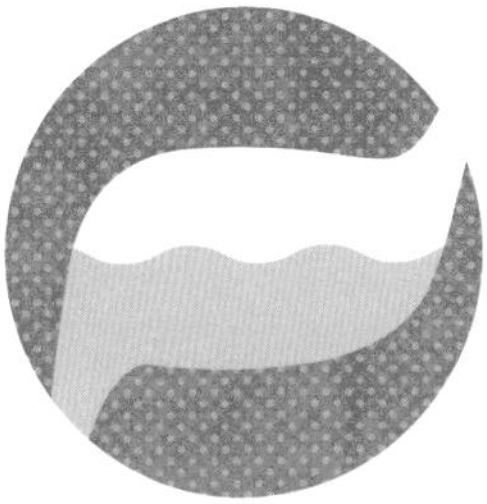

對胃或肝等內臟
造成負擔

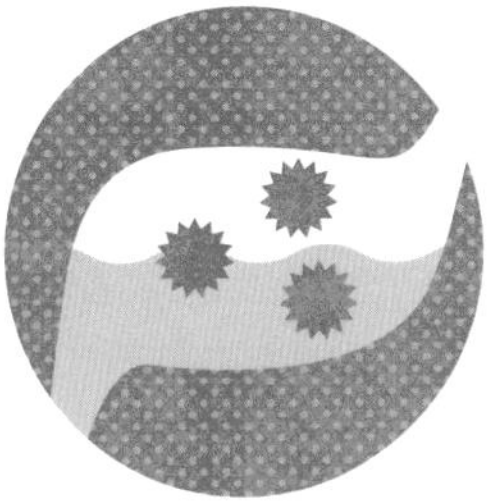

先吃低GI值食物，
減輕內臟負擔

飲食習慣斷捨離

no.7

鹽分

減少

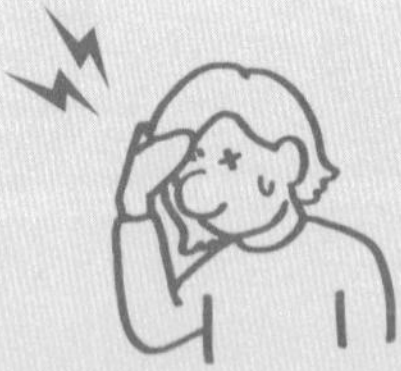

Dietary Habits － ⎿?⏌ ＝ 

鹽分攝取過多時，也會對內臟器官造成負擔，因而出現自律神經失調症狀。根據我的診療經驗，攝取過多鹽分對腎臟功能的影響最大。腎功能不好的人如果能謹慎控制鹽分攝取，腎功能會好轉。

手腳或腹部冰冷、上半身熱得像火燒、突然覺得熱而直冒汗、身體水腫等，都是腎功能差的明顯症狀。經過診療、調理讓腎功能變好，同時也控制鹽分攝取，這些症狀都能有所改善，進而消失。

不過，有人為了讓內臟功能變好，會有揉壓肚子的習慣，這個習慣最好避免。強力揉壓腹部，反而會讓內臟承受額外壓力重擔，宜多加注意。

只要控制鹽分攝取，就能減輕內臟負擔，是不是很容易呢？現在就讓我們一起來實行「減鹽生活」，強化內臟功能吧！

圖 3-5

鹽分過度攝取會讓內臟功能變差

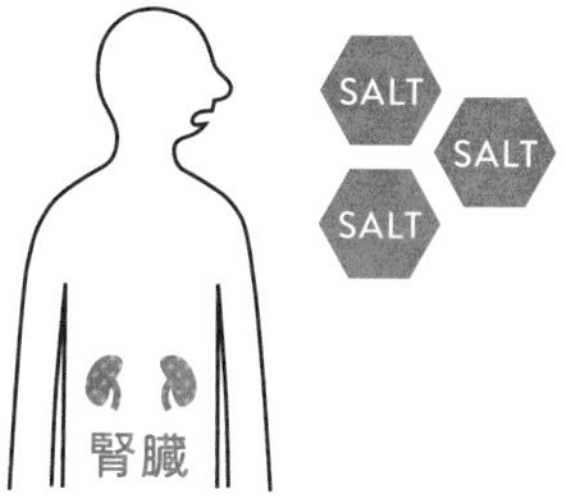

腎功能變差的話……

- 手腳或腹部冰冷
- 上半身很熱
- 忽然覺得熱而冒汗（潮熱）
- 身體水腫

其他症狀…

腎功能衰弱▶ 腰痛

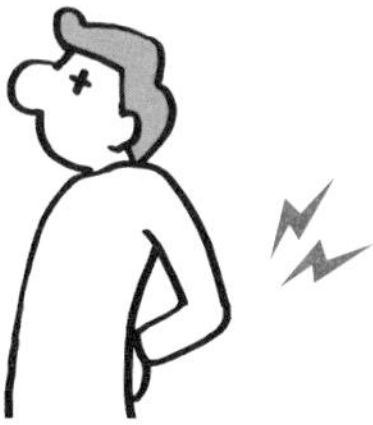

胃功能衰弱▶ 背痛
有時也會出現頭痛、肩膀僵硬

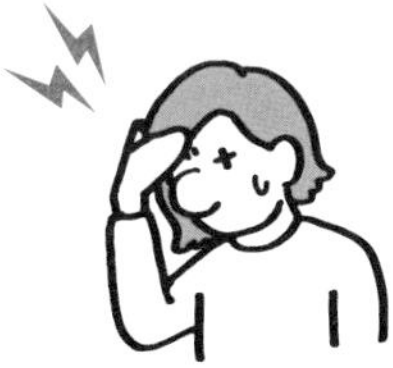

「減少」鹽分攝取，
強化內臟功能

「仔細凝視自己的身體，細心感受身體有了什麼變化，這也是維持健康的秘訣。」

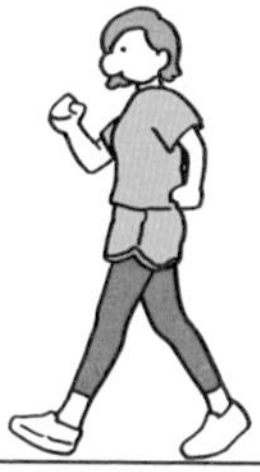

第四章

運動習慣

斷捨離

Workout Habits － [?] ＝

自律神經與運動的關係

本書第一章我提過，一直維持相同的姿勢，肌肉會變僵硬。在此想針對持續重複動作、肌肉會變僵硬的事情再加以說明。

我想大家都有過這樣的經驗，當你持續重複做伏地挺身或深蹲等運動時，是否覺得肌肉愈來愈腫脹、僵硬，無法施力呢？

肌肉持續使用的話，會代謝熱量來源的糖分，體內會囤積乳酸，因此肌肉就氧化，變得難以收縮。這就是肌肉疲勞現象。囤積的乳酸沒有代謝掉，一直存在體內時，肌肉容易僵硬，因此，必須將乳酸轉換為熱量，排出體外。

想將乳酸轉換為熱量，必須活動慢縮肌（紅肌）。當身體需要持久力時，會活動到慢縮肌；另一方面，身體要快速活動或瞬間爆發力時，會用到快縮肌（白肌）。最簡便的慢縮肌運動就是走路。如果能走路超過三十分鐘，會變成有氧運動，效果更棒。

本章將從運動及動作的觀點來說明調整自律神經功能的方法。

運動習慣斷捨離

no.1

工作量

減少

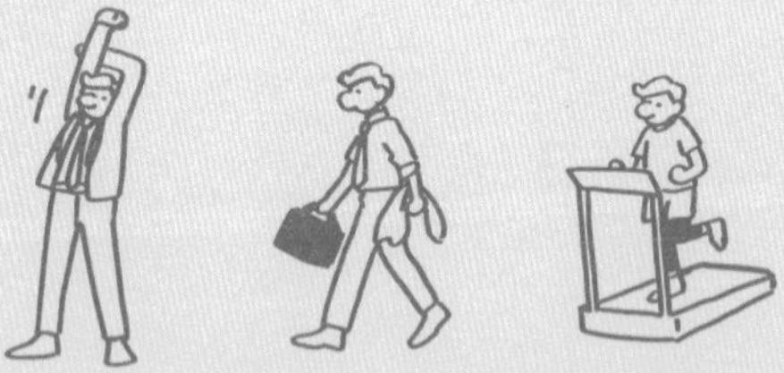

Workout Habits − ? =

在本書第二章《睡眠習慣斷捨離》中有提過要減少工作量，這個單元可以說是延伸說明。

想調整自律神經功能，必須養成運動習慣；可是，每天長時間坐在辦公桌前，使用電腦又加班，根本沒時間運動。人類也是動物，必須活動身體才行。如果沒有活動身體，許多身體機能便無法正常運作。

在本章開頭有提過，有氧運動有助於消除肌肉疲勞，甚至可以說「每天做有氧運動就能充滿活力」也不為過。

一直維持相同姿勢坐在桌前辦公，肌肉會變僵硬。如果是活動身體的工作，當重複動作一多，肌肉也會僵硬。所以工作導致肌肉僵硬乃是理所當然。但是如果置之不理，肌肉疲勞無法消除，甚至會導致骨骼歪斜、肌肉緊繃。

以結果論而言，日本甚至台灣等其他亞洲國家，可以說是全球過度工作國家代表。有些人覺得工作是件快樂的事，滿腦子都在想工作的事，而且每天都很期待又開心的人，不僅沒有精神壓力，身體也不會有緊張感，這種人很適合全心投入工作中。但如果是為了糊口而工作的人，有必要賣命工作到逼死自己的地步嗎？

其中也有人就算花心思想努力快點完成工作，卻一直被分配到新工作，工作彷彿沒有做完的一天。問題並不在工作效率好或壞，就算你不休息一直做，還是沒有完成的時候，你必須清楚自己的狀況及能力程度，拒絕接下工作或維持適當工作量也一樣重要！因為只有你自己才能守護自己。只有你最清楚自己的狀況。

如果你只是模糊地告訴上司自己辦不到、沒辦法，他也不會認同或理解。有時候上司是對你懷抱著「雖然有點超過你的能力，但希望你能因為這樣而有所成長」的期待，才將這份工作委任給你。但我認為你是不是也要具備能清楚說明並看清自己能負載程度的能力？當你實際接受挑戰後，評估自己能承受多少的責任，一定要跟上司說清楚。當你判斷情況超出預期、需要協助或減少工作量時，仔細思考以後，再找上司商談也是非常重要的一環。這個不也是身為現在人必備的能力之一嗎？

因為健康第一，保有運動時間，維持自己的健康就是最重要的事。沒有健康，就沒辦法工作。當你無法工作，對家庭、對公司、對社會都是損失。

準時下班，去健身房運動，或到公園慢跑，或是去踢足球、攀岩，抑或提早一兩站下車，走路回家等等，可以做的運動很多，不勝枚舉。

工作中途要休息，做些簡易體操，可以減輕肌肉疲勞。或者起身走走路也好。

請隨時提醒自己「減少」工作量，安排時間運動。嘴裡說無法減少工作量的人，其實原因都在你身上，根本是你自己不曾嘗試努力過，我說的沒錯吧？試著去做，也許你會發現並沒有那麼難。

圖 4-1

沒有健康就沒有工作

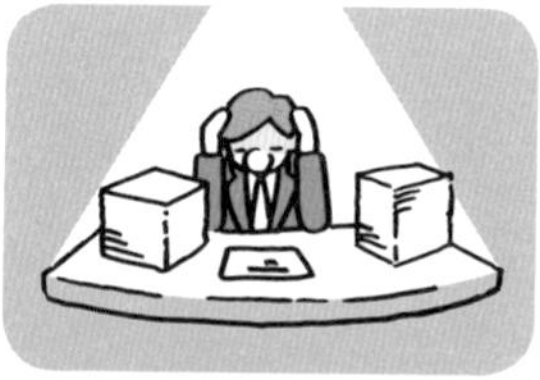

是否因為過度工作
而讓健康受損？

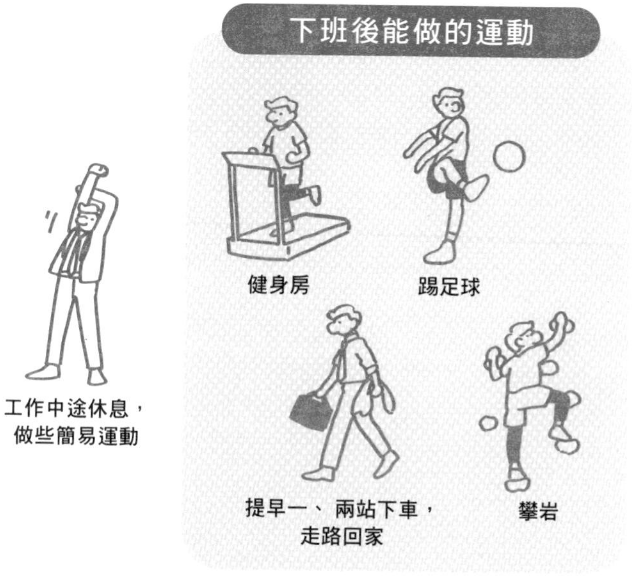

「減少」工作量，
提醒自己安排運動時間

運動習慣斷捨離

no.2

左右不對稱運動

減少

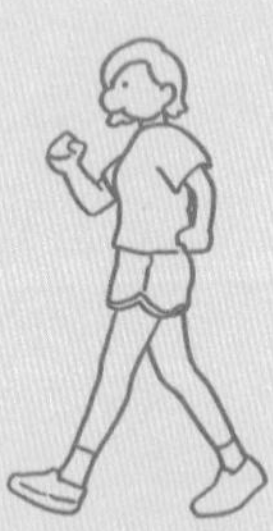

Workout Habits − [?] = 

能夠左右對稱活動全身的運動，才是適合調整自律神經功能的運動。如果是有氧運動，效果更棒。

我在為患者診療時發現，許多人都只是身體單側的肌肉僵硬。可能是經常使用同一側的手拿包包或講電話，或是常用單手滑手機，全都是因為這些不會去察覺的微小習慣導致身體單側肌肉僵硬。老是使用身體某一側在做事，會出現單側肌肉僵硬也是理所當然的事。

同樣地，只用身體單側運動，也會導致疲勞物質只囤積於單側肌肉，進而使肌肉變硬。於是肌肉的柔軟度會左右不均等，骨骼也容易因此歪斜。再來就是身體歪斜，進而影響自律神經。

因此，如果想調整失調的自律神經，盡量「斷捨離」非左右對稱的運動，改做左右對稱的運動。

那麼，有哪些運動屬於左右對稱的有氧運動呢？走路、跑步、游泳、騎腳踏車都是。當然還有其他許多運動也符合，但我上面舉例的運動全是適合平日做的簡單運動。此外，如果是高齡族，運動強度較弱，簡單易做的收音機體操也是不錯的選擇。

捨棄只用到單側肌肉的運動，打造平衡、舒緩、無歪斜的身體。

圖 4-2

能調整自律神經的運動

左右對稱 ＋ 有氧運動

＝

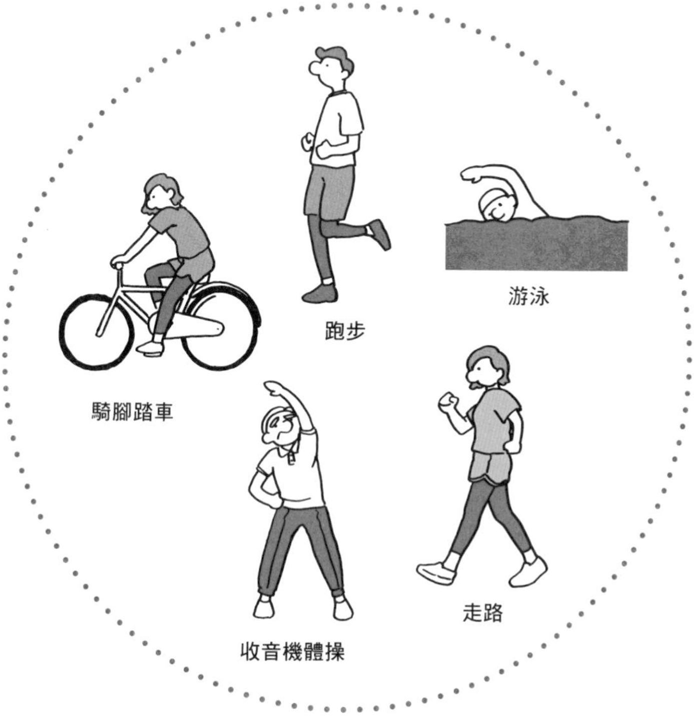

左右對稱的運動

打造無歪斜的身體

運動習慣斷捨離

no.3

過度投入作業

減少

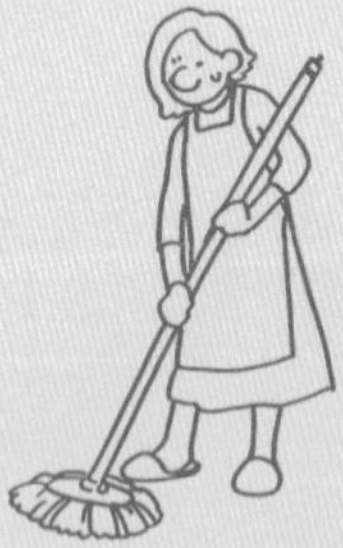

Workout Habits － [?] ＝

前面一再提及，「長時間維持相同姿勢」、「老是重複相同動作」會導致自律神經失調。當我們全神貫注做某件事時，就容易出現以上兩種情況。以下介紹日常生活中，容易讓大家做到忘我的事情。

第一個例子是工作或在家使用電腦及手機辦公。當你中途沒有休息，全心全意投入工作時，就會長時間維持駝背姿勢，於是肩膀和背部肌肉僵硬，有人甚至還會喊頭痛。這時候的最佳處理方法就是每隔三十分鐘至一個小時就休息一下，起身活動身體，紓緩緊繃的肌肉。使用手機看影片或玩遊戲時，常會忘了時間，一定要提醒自己時間到了就休息一下。

從事除草等園藝作業時也要多加注意。如果一早就全神貫注地翻土、除草，沒有休息的話，會過度使用手臂和背部肌肉。此外，在烈日下持續工作好幾個小時，小心在不知不覺中出現脫水現象。

打掃家裡或整理家裡也容易讓人做到忘我。一旦開始整理平常沒有清潔的地方，就會覺得沒有弄乾淨絕不罷休，你是否也有過這樣的經驗呢？

經常覺得沒有把事做到一個段落就不願停手的人是危險群，務必提高警覺。告訴自己「中午前一定要完成」、「一定要在今天之內處理完畢」而埋頭苦幹的人，會讓身體承受莫大負擔，請一定要了解這一點。

圖 4-3

在公司或在家都要留意使用電腦和手機的時間

長時間駝著背工作，
肩膀和背部肌肉會變僵硬。

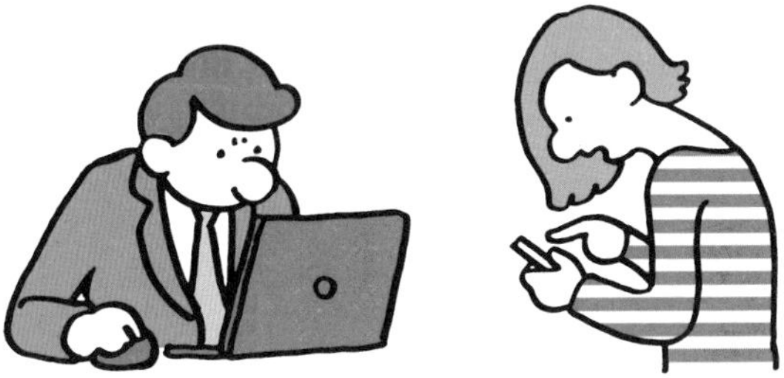

是否常常一回神才發現
時間過了那麼久了？

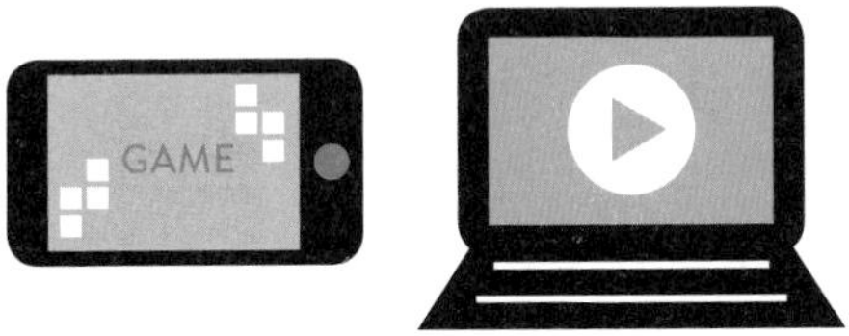

每隔 30 ～ 60 分鐘就休息一次，
紓緩緊繃的肌肉

完美主義的人或認真主義的人有嚴重傾向是一工作就不得停，老是重複相同作業，如果你是這種人更要提高警覺。如果今天完成不了，只能處理一半，就不要逼自己，下次再繼續不就得了？你要處理的問題不至於嚴重到非虐待身體不可吧？而且，常常都是下一次的機會更好，所以就不要逼自己了。

減少「埋頭苦幹」的作業時間，就能緩和身體的緊張感。因為當你做事做到忘我時，身體不適感會悄悄上門。常會做事做到忘我境界的人，一定要提醒自己。請抱持從容輕鬆的態度工作。還有，別忘了要中途休息。

圖 4-4

老是有「一定要在今天完成」想法的人要注意了

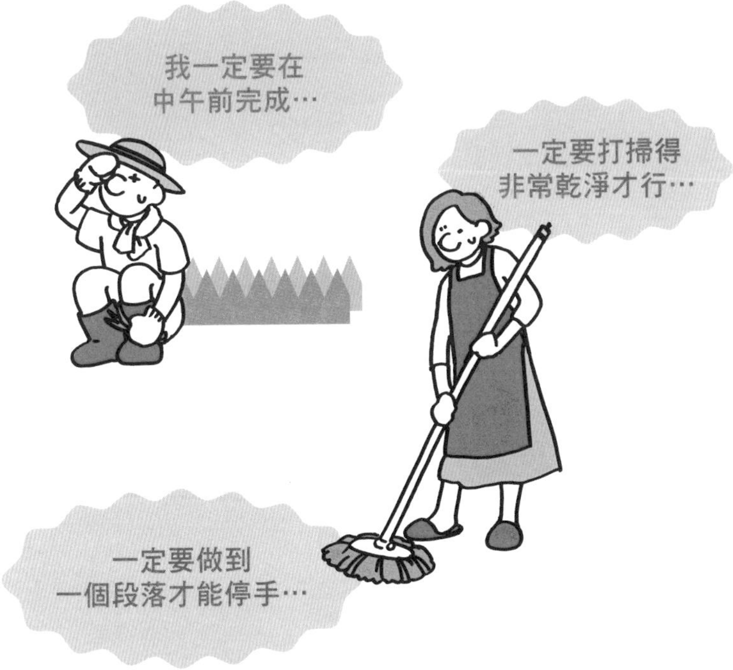
我一定要在
中午前完成…
一定要打掃得
非常乾淨才行…
一定要做到
一個段落才能停手…

▼ ▼ ▼

有這些想法的人，
會讓身體承受重大負擔

沒有做完，就下次再說。
要保持從容輕鬆的態度

運動習慣斷捨離

no.4

過度消耗體力

減少

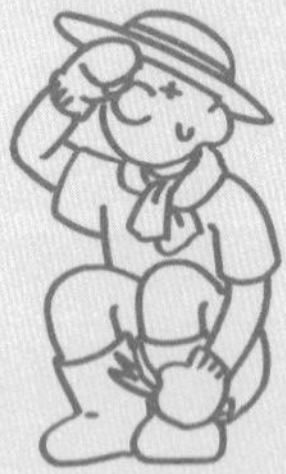

Workout Habits － □?□ ＝ 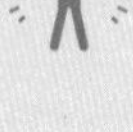

為自律神經失調所苦的人，一旦身體狀況變好，以前不能做的事都能做了，會因為太開心而什麼都想做，結果中途又讓自己陷入體力過度消耗的惡性循環。前一個單元所列舉的整理庭院、打掃家裡、整理家務等工作，都是人一旦身體好轉，就會突然想開始做的典型工作範例。其他像肌力訓練、參加聚餐等，也是同樣的情形。大家都會想趕快見到許久不見面的朋友。

因疲勞囤積導致自律神經失調時，消除疲勞是首要之務，可是卻突然開始肌力訓練，會導致肌肉僵硬，阻礙疲勞的消除，只會讓疲勞囤積更嚴重。我說過有氧運動有益改善自律神經失調，可是不曉得為什麼有許多人把它曲解成鍛鍊身體很重要，而從事肌力訓鍊……大家一定要留意，以前從未運動過，突然做起深蹲或伏地挺身等運動，而導致肌肉疼痛，只會妨礙疲勞的消除，千萬不要這麼做。如果想肌力訓練，剛開始從輕重力訓練開始，習慣後再慢慢增重。如果突然就開始做強重力訓練，一定會肌肉疼痛或疲勞。

常有人憂鬱症改善、復職了就開始參加聚餐；可是，剛復職的時候正是要讓自己習慣體力工作的訓練期。這時候要保持規律生活，卻有人接受公司同事的邀約參加聚餐，喝酒喝到很晚才回家。其實在聚會的場合，你必須在意別人，說話也會消耗體力。而且，喝酒會促使交感神經作用活絡，讓你在酒醉未清醒的狀態就寢。即使翌日是假日，可以睡得晚，但是這些行為都是導致自律神經失調的原因，請以「身體尚未完全恢復，抱歉無法前往」的理由拒絕同事的邀約。

另外，積極跟久未見面的朋友聚會、午餐邊吃邊聊很長的時間、出遠門旅行、整天逛街購物等，全是會消耗體力（精力）的事。

當身體狀況好轉，體力就會開始慢慢蓄積。如果在只儲存少量體力的狀況下，就把體力消耗殆盡，等於一切努力變成零，可是不曉得為什麼自律神經失調的症狀總是會變得更嚴重。於是症狀再度復發，並且變得更嚴重。為什麼過度消耗體力不是歸零而是變成負分，箇中原因尚未闡明，不過，根據我的經驗，這種情況屢見不鮮。說句不好聽的，就是得意忘形。

耗費體力的事情一定要採取逐次原則，盡量多為自己儲存體力。在你使用體力時，請提醒自己「大量儲存，少量使用」。

「健康第一，保持運動習慣，是維持自我健康最重要的事。」

第五章

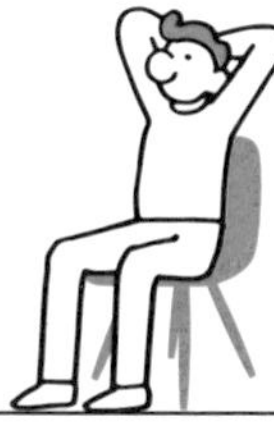

思維習慣

斷捨離

Mindset − [?] =

自律神經與思維的關係

就算接受診療調整了身體狀況，有時候還是會留下些許症狀，時間久了也可能再度復發。會造成這些現象的原因，多是因為精神壓力所致。如果能減輕或消除精神壓力，這些症狀幾乎都會消失不見。想改善自律神經失調問題，必須改變思維模式。

本院患者能克服自律神經失調問題，在於他們確實遵照改變思維的流程，讓自己有所改變。我會配合每個人的想法或煩惱來舉例說明，讓大家更深入了解。有益自律神經的思維模式，值得大家把它奉為一生的圭臬。許多人透過這樣的「思維練習」，變得精神充沛、活力十足。

我一直認為，除了接受治療，還要改變思考，才能徹底改善自律神經失調的問題。老是覺得身體不適的人一定要改變你的想法，消除精神壓力。

一旦有了精神壓力，大腦和身體就會處於緊張狀態，交感神經作用會變得活絡。精神壓力源自看待事物的觀點和角度，想消弭精神壓力，一定要改變思維。

在此介紹讓許多人脫離「自律神經失調痛苦深淵」的思維模式。

工時 減少

本單元也強調工作斷捨離這件事。調整自律神經失調，休養生息非常重要，你必須改變對「休息」這件事的看法。日本是所有先進國家中，工時過長的國家之一，換言之，也就是工作效率並不高。

想充分休息，必須擺脫持續加班的循環。也許大家會認為這是員工單方面的問題，可是事實上，就是因為整間公司工作方法毫無效率，導致人員可以為了賺加班費而加班。縱觀其他先進國家，人人家庭觀念至上，把家庭擺第一，珍惜跟家人相處的時間，準時下班，該休假就休假。

換句話說，做事毫無效率的人，等於浪費了有限生命中的重要時光。上班族更可以說是出賣自己的時間來賺取薪資，雖說加班還可以拿到加班費，但卻把比金錢更重要的時間葬送在公司，不覺得太可惜了嗎？

如果公司上下所有人想法一致，有效率地工作，也許就能提高產能，把浪費的加班費回歸到基本薪資。

老闆也必須改變思維。不要因為對未來的不安，而把焦點擺在如何維持公司的現金流，認為握有大筆現金才安心。如果每家公司都不幫員工調薪，消費市場就會低迷。從長遠眼光來看，消費市場低迷等於也勒緊了自家企業的脖子。

社會是否該對休養生息、產能與消費等問題再重新思考看看呢？尤其是過勞程度居高不下的亞洲國家。

一般的日本企業勞工，一年的休假日平均為一百二十天左右，換言之，一年有三分之一的時間在休息。這樣等於工作兩天、休息一天，從休假日數的角度來看，應該算足夠吧？可是，旁敲側擊問過每位上班族朋友，大家都表示：「不覺得休假日有那麼多。」會有這種想法，我認為問題出在日本社會度假方式。

如果在週末、黃金週、盂蘭節、正月新年等連續假日時，全體國民一起放假會發生什麼事呢？平日因為搭乘客滿的電車去工作，囤積了不少壓力，到了假日，又因為排隊或塞車，使得壓力愈加累積，完全沒能放鬆。日本社會是個非常容易讓人囤積壓力的結構體，人們謹慎有禮、壓抑和氣，但卻不是一個能讓人放鬆的環境。

以日本來說，如果想改善這樣的工作環境與架構，是否該率先讓員工放有薪假呢？讓勞工不用看上司或同事的臉色，再視自己的時間取得有薪假，就可以打造出一個讓員工願意積極取得有薪假的社會。如果是一個人人都能隨時放有薪假的環境，自己也會跟風。

如果取得有薪假的門檻降低了，就能在不會跟別人重疊的時段放假出遊，出門也不用擔心遇到擁擠的人潮，這樣也才能真正輕鬆從容地度假，不是嗎？

我想應該已經有企業採取這樣的模式，為了改善自律神經失調或精神壓力過大的問題，老闆也應該營造鼓勵員工休假的氣氛，並降低有薪假給假的限制，將員工效率提升、樂於休假的正循環當成是公司的重大政策。雖然這麼做會讓每間企業擁有一定的休假員工，不過，今後的企業勢必要打造一個讓員工可以依照個人安排彈性放假的工作環境。

勞工也要叮嚀自己，不要過勞工作，現在不就是自我意識改革的最佳時代嗎？只有自己才能打破常規。也只有你自己才能守護自身及家人。我期望未來的社會不是一個工時過長的社會，而是一個人人都能高效率勞動、產能提升的社會。勞工和企業都能減少工時，彼此也能因此維持良好的勞資關係吧？

創業、經營者思維

減少

經營者當中，也有不少人因為工作而把身體搞壞了。可能因為擔負重責大任，更覺得要賣命工作，尤其是白手起家的創業人士，經常無時無刻不在思考他的事業。

我並不是擔心這樣會讓經營者有精神壓力。他們喜歡工作，在想工作的事情時心情是愉悅的；可是因為無時無刻都在想，就會讓身體一直處於戰鬥狀態。雖然心裡不以為苦，但是身體卻出現不適感。換句話說，是因為交感神經作用太活絡，絲毫不會覺得自己是處在緊張狀態下。

經營者在思考的問題通常是往後事業該如何推展、該如何改善等，都是跟公司經營策略或方法有關。

經營者只要想到事業的未來，心裡難免會拂過一絲不安與憂心。腦子裡的某個角落就會留下不安與憂心。身為經營者必須經常演練各種策略，思考過度等於讓身體的戰鬥開關一直處於開啟狀態，戰鬥狀態久了，身體也難以負荷，若察覺任何不適，一定要讓自己的腦袋放空休息一下，不要想任何事。

讓大腦處於休息放鬆狀態，維持頭腦清醒，會比一直活動大腦、讓大腦處於緊張狀態下更容易有好點子浮現，腦袋的運轉也會更清晰靈活。如果是身體無不適感的經營者，時刻在思考事業的事情當然沒問題，可是，如果是身體已經出現不適感的經營者，請務必讓大腦休息，改變用腦模式。

此外，經營者常會基於過去的努力經驗，認為賣命工作是對的。因為一直以來都是這麼賣命工作，而擁有今日的成功局面，更會覺得整天想著事業、工作不懈是對的。

可是，有人因為一直賣命工作，不僅自律神經失調，也罹患其他疾病，把身體都搞壞了，有些疾病甚至是不可逆的，可千萬別讓自己後悔莫及。所以除了讓大腦休息，身體也需要充分的休養，休息是為了走更長遠的路，身心能夠休息，才可以繼續活力充沛地工作。

你必須學習把工作交給別人去完成，尤其是創業經營者，總會認為自己能創辦一家公司，是非常優秀的人才，別人比不上自己能幹，不敢也不想把工作委託給別人。你是否要學著稍微信任別人一點呢？不放手終究你也帶不走，不如就讓別人邊學邊做吧？

學習把腦袋淨空，減少想工作的事，光是「想」就會消耗體力，試著減少工作，讓大腦和身體充分休息。

焦慮感

減少

一直以來，亞洲社會都傳遞一種思維——「生氣是不好的行為」。常發脾氣確實不好。可是，我認為壓抑憤怒的情緒也不好。有自律神經失調困擾的人當中，許多人因為壓抑怒氣，讓自己承受莫大壓力而出現不適症狀。

個性溫柔的人或認真主義者常會吞忍怒氣，這樣會讓憤怒之氣囤積體內。如果發怒是不好的行為，為什麼會有「喜、怒、哀、樂」這樣的情緒語言呢？若說要壓抑感情，但把「怒氣」壓抑在心裡會比較好嗎？不過，既然有喜怒哀樂的說法，就說明對人類來說，生氣和快樂、悲傷都是一樣的情緒反應，也有其發洩的必要。

這個世上有許多不合理的事。我認為對於不合理的事表示生氣是應該的。有時候不發怒，是因為不想讓別人察覺到自己的情緒。可是，在發生事情的瞬間，生氣應該是很自然的反應才是。

我認為忍住怒氣不發洩，讓自己陷於焦慮或憤怒，完全無益於身體健康。「將不快說出來、迅速處理解決」不是比較自在嗎？

生氣屬於緊張狀態，交感神經會啟動作用。生氣的時間愈長，交感神經也會持續作用。當憤怒的情緒湧現，就想想「開心的事、喜歡的事、輕鬆的事」，轉換大腦思維，就不會感到焦慮了。不讓怒氣持續太久，可以改善自律神經失調症狀。

那麼，持續忍著怒氣不發洩，會讓人焦慮、囤積壓力，是不是表示只要有點小事發生，就可以因此怒氣大爆發呢？我認為情緒都是正常反應，不過度反應也不隱藏忍耐，如果可以做到「不強忍怒氣、小發洩一下」，然後「想想開心的事、忘記不開心」的話，不是更容易在這個壓力鍋社會生存嗎？

我們總是容易把怒氣藏在心裡，讓自己承受壓力，所以更需要表現出來或加以發洩。大聲喊叫、搥打枕頭，或者去唱ＫＴＶ，大聲唱歌發洩，一定要把怒氣排出體外。

雖說生氣，也是無濟於事，但是一時的情緒宣洩，也是人之常情，不必過度苛責自己。如果你因為發洩怒氣做了些傻事或蠢事，也不要覺得愧疚，就對自己說：「算了吧」、「這也是沒辦法的事」，你必須這麼想來為自己解開心結。

與焦慮感「斷捨離」，不讓自己長期處於緊張狀態，盡量營造輕鬆氛圍，想想開心的事，讓自己隨時隨地處於放鬆狀態。

思維斷捨離 no. 4

煩惱 減少

你是不是為了許多事情煩心，老是感到不安、煩躁或焦慮呢？即使你覺得自己只是在「思考事情」而已，但事實上，這樣並不是「思考」狀態，而是「煩惱」的狀態。

查字典的話，思考的定義是「為了導出結論而想」，煩惱的定義是「憂思」。「思考」可以想出結論，是為了讓事情順利進展或解決而必經的行為歷程。但「煩惱」無法導出結論，只是讓你在原地打轉，浪費時間而已，也就是說自尋煩惱、杞人憂天。

當你因煩惱而感到不安、憂心、焦慮，這時候大腦會處於緊張狀態，交感神經作用活絡。煩惱的時間愈長，交感神經作用愈持續活絡，整個身體緊繃，當然就會出現自律神經失調症狀。

而且，一旦煩惱時間變長，就會養成愛煩惱的習性，等你突然回神時，已經處於動不動就在煩惱的心態。

不曉得自己為什麼總是感到不安、憂心、焦慮的人，真正擔憂不安的問題是「到底是什麼事情讓我憂心困擾」。換句話說，其實根本沒有讓你煩心的事情，只是你已經養成習慣了。完全是出於習慣使然，讓你動不動就憂愁、煩心罷了。

因此，想找出煩惱原因的想法根本無濟於事。讓你煩惱的原因全在於你的習慣，所以不要再找原因了。

那麼，該如何改掉愛煩惱的習慣呢？因為是習慣，表示會無意識出現這樣的行為。老是抖腳的人，並不是因為某個原因而抖腳。因為變成習慣，就會無意識抖腳。那麼，該如何戒掉抖腳習慣呢？只能「有意識」地提醒自己不要抖腳，才能改善。

對於習慣，只能意識性地強迫自己改善。想改掉抖腳習慣，只要養成不抖腳的其他習慣，就可以戒掉。因此，你必須硬逼自己改變習慣，養成別的習慣。

那麼，想停止「煩惱」，該養成其他什麼樣的習慣呢？你要養成「樂觀思維」，常想「開心的事」、「喜歡的事」、「能讓自己放鬆的事」。

經常想起開心的事，久了就會養成習慣，你會無意識地、動不動就想起開心的事。只要養成樂觀思維的另一個習慣，愛煩惱的習慣自然就會消失。

與煩惱「斷捨離」，常常想起開心的事，讓自己放鬆，不再精神緊繃。

減少批評抱怨

容易囤積壓力的人，思維模式是屬於喜歡抱怨或批評別人的型態。這種人覺得自己彷彿是萬事通，總是以自己的價值觀或常識為標準來批評別人。

因為是以自己所認知的狹隘視野判斷事情，等於是以自我為中心、失去客觀意見的角度來認定事情的好壞。

如果有自己討厭的人，這種人會一直說那個討厭的人的壞處，並尋求別人認同自己的看法；可是，只是你討厭那個人，不需要讓大家都跟你一起討厭那個人。你會一直向別人強調那個討厭的人的缺點，可是如果從其他人的觀點來看，那個人的缺點有可能是優點呢！老愛向人批評別人缺點的行為，其實是無濟於事的情緒抱怨罷了。

當情緒超越事實，結果導致失去客觀的立場，讓你無法做出正確的判斷。原本是「好的事」，可能也會變成是「不好的事」。

硬是要對某人或某事訂出善惡或優劣，這種行為會讓你囤積壓力。這是一種認知偏頗的「非黑即白」思維。

完全以自我價值觀或常識作為標準，甚至有時候你在批評別人時，會連自己也批判進去，覺得自己不好，心理產生無形的壓力，於是出現嫉妒別人的心理，人就變得焦慮、沮喪、不安或憂心。焦慮、不安、憂心等情緒會讓身體處於緊張狀態，提高交感神經的作用力。

遇到不合意的事情，是不是非要把對方鬥倒才罷休呢？或者發出充滿妒意的酸言酸語會讓你比較快樂嗎？是不是要把他人逼入絕境才可以紓發壓力呢？常聽人說：「就讓我發洩一下、紓解壓力吧！」然而很遺憾地，我們能靠自己的力量紓發的壓力是微乎其微。所以，尋找正面方式不讓壓力囤積才是根本之道。相較於透過批評他人來紓發壓力，「不批評他人、減少壓力囤積」才是更重要的事。

與其花時間批評別人、在網路流言攻擊他人，不如把這個時間拿來充實自我，讓自己發光發亮，不是更有意義嗎？

減少抱怨和批評，努力充實自我，不跟他人比較，也不嫉妒別人，帶著自信向前行吧！

網路評論

減少

現在因為網路普及，高科技造就人人都是評論家。稍微瀏覽一下網路論壇、新聞留言區甚至網路店鋪評論，可以發現各種不同想法意見的交流，由於美味與美感都是個人主觀的喜好，對於各種商品或服務，評論者從自我意識出發，說出商品或服務好或不好、美味或難吃，也是無可厚非。

有這樣的評論機制並不是不好，可是，我們在購買商品或選擇店家時，是否也容易受到這些評論影響呢？

每個人都是獨立的個體，對事物的感想、體驗與喜好都不盡相同。就算是同一件商品或服務，也會有人覺得好、有人覺得差。自己親自確認才是最重要的吧？不喜歡就不要買、不要用、不去光顧不是嗎？

對待別人也是一樣的道理。在網路上常看到有人對於演藝人員、網路紅人等不曾見過面或不曾交談過的人隨意批評。雖然說公眾人物是必須拋頭露面的工作，被陌生人批評也在所難免，可是，批評的留言看來絕大多數都是以自我為出發點，不論是紓發自己的壓力或是發表自己的喜好，把討厭的人、看不上眼的事物批評得一文不值，彷彿沒有把對方擊倒勢不罷休。

如果是偶爾上網寫個評語，無傷大雅，但如果老是留下負面的批評話語，最好戒掉這個行為，對你會比較有幫助，對健康也比較有助益。

你是不是透過批評別人，來顯現自己的厲害呢？愈會批評代表你愈厲害嗎？不是這樣的，人非聖賢，孰能無過？人活在世上不可能不犯錯、不失敗的。

又或者，有些人在評論他人的時候，不是採取匿名方式，而是公開自己的全名，這代表什麼意義呢？這麼做不是單純在說人壞話，而是以自己的名義來發表意見或聲明自己的主張。

換個立場來說，如果遭受他人批評時，你該如何應對呢？

基本上網路世界就是「壞事」多於「好事」。遇到覺得好、覺得滿意的商品或服務，因為喜歡，會希望自己擁有就好，不會想要告訴別人、跟人分享。人遇到喜歡的事物難免會產生獨佔心理。因此，他不會特地花時間去網路留言宣傳。除非有額外的優惠，如留下五星評價可以打折或兌換小禮，否則基本上不太有人會自發性地上網留下好的評語。

因此，如果看到批評自己的留言，就請「別放在心上」吧！你只要知道這樣的人性心理，就會瞭解覺得你好的人多於覺得你差的人，惡言批評的人不過只是少部分而已。

再多麼知名的人氣天王天后，一定也會有討厭他的人。如果在意，會讓自己有壓力，只要知道惡意批評者都是只敢在網路以匿名方式留言的無膽人就好了。

對「網路評論」斷捨離，同樣也請對「擅自發表評論」斷捨離吧！

思維斷捨離 no. 7

自我否定

減少

與一些患者交談過後，發現許多人都抱持自我否定的想法。很多時候我都這樣告訴他們：「不需要如此貶低自己」。

這些患者自我肯定感低落，老是認為「我辦不到、我很差勁」或「什麼事都做不好」、「反正我就爛」。

人一旦有了自我否定的想法，不論做任何事都會彷彿戴上了緊箍咒。原本可以順利完成的事，最後變成虎頭蛇尾；就算事情順利成功了，也總認為是運氣好碰上的，跟自己無關。最終導致面對事情成敗抱有「失敗是必然，而成功只是偶然」的消極態度。

當這樣的想法根深蒂固，別人也會認為你是個差勁的人，變得你凡事都要看別人臉色，一舉一動都要小心翼翼，只為了不讓別人覺得你不好。

通常有這種思維的人，多數是幼時家庭環境使然，被雙親否定，導致自己缺乏自信。少有機會獲得雙親或他人肯定的人更要多加留意，你會在不知不覺中認為自己真的很差勁、自己失敗被討厭是理所當然的事。

請一定要先建立自己內心的堡壘，不過度在乎別人想法。練習分辨事情輕重與是非，如果真的是自己做不好，就坦然傾聽別人的建議，加以改善；但如果你並沒有做錯什麼事，就不必看別人的臉色。

如果你已經出社會，自立自強，就不需要再活在雙親的期待之下。你是你，父母是父母，你並不是父母的所有物，不需要照著他們的期望生活，從現在起，請好好關照自己，照著自己的想法過日子吧！

就算你現在能力不足、缺乏市場競爭力，但只要肯努力，一定會變好，在行動前先給自己貼上「差勁」的標籤，本來就是錯誤的。

縱使事情辦不成、縱使老是失敗，但當你努力再努力而成功，那就是真的成功，不是幸運使然，也不是碰巧偶然，世上有成就的人士，全都是經過屢敗屢戰最後才獲得成功。就算中途放棄而以失敗告終，只要你肯再次努力，努力到成功的境界，最後的結果就是成功。

如此想想，你根本不需要否定自己。從小小的成功經驗開始，慢慢累積大的成功經驗，你就能擁有自信。而且，吸引力法則是一件很棒的事，他能夠創造好事的循環，當你抱持著「我一定辦得到，事情一定可以達成」的念頭去努力，通常都可以得到不錯的成果，對吧？到目前為止，我見識過因為堅定信念、充滿自信而最終邁向成功的人士，這些人不在意失敗，會堅持努力到成功的那一天。

從小事開始努力即可，你要堅持努力到成功那一天，就會充滿自信。與「自我否定」斷捨離，光明的未來就在等著你。

過度執著

減少

你是否曾經跟別人意見相左？因對方一直不肯認同你的意見而感到苦惱呢？

你是否過於吹毛求疵呢？

個性嚴肅謹慎的人會一五一十聽進別人說的話，而讓自己有壓力。這時侯請稍微放寬心，鬆開緊繃的神經，以局外人心態看待事情，就會覺得輕鬆。

太執著或太在意別人的話，會讓你視野變窄，很容易只將焦點關注在那件事情上。

現在讓我們來假設一下上司與下屬的情境題。假設上司對你提出了不同的意見，而且他說的內容明顯是錯誤的。

個性嚴肅謹慎的人可能會很認真並直接地回應上司：「您說錯了，事情並不是這樣的。」這種情況比起直接反駁更糟糕，會讓上司覺得丟臉且毫無台階可下，於是上司會更強烈主張自己的意見。當情況演變成這樣的情況，無論你再說什麼解釋或反駁，只會讓事情沒完沒了。

這時候請打開你的鏡頭，讓視野變寬變廣，從上下左右四個方位來看待事情，就能避免鑽牛角尖。

第一個方位是以上司的角度來看待。當上司說錯話時，你就轉換成上司的心態來想：「啊，我好像說錯話了，心直嘴快，這也是沒辦法的事！」「這種情況下也只能將錯就錯了，我真是笨蛋。」這麼揣測他的心情後就會輕鬆多了。「笨蛋」雖然是不中聽的話，但只要不對當事人說，你腦子這麼想也不會有人限制你。

又比方說你走在街上，一位不認識的三歲孩童跑過來，踢到你的腳，這時候你會生氣地對他吼叫嗎？正常情況下應該不會，你應該會用比較溫和的口氣對他說：「小朋友，不可以這樣喔！」同樣地，若能以上司的角度來看待事情，你就會這麼想：「又說錯話了。可是，也不意外，真是可憐的人啊！」當你認為是「無可奈何的事」，就能夠避免衝突。

第二個方位是以下屬角度來看待。當你抱定「上司說的話絕對是對的。不管他說什麼，我只管回答『是』就對了。」於是，不管上司說錯了什麼，你都能心平氣和地回應，彼此就不會有爭執。

第三個方位和第四個方位是從左右角度來看。

當你面對某件事情時，請把它想成是一張薄薄的紙。凡事必有好的一面與壞的一面。如果只看壞的一面，就會認定是不好的事。當你這麼想「為什麼如此無能的上司會是我的上司，這樣的工作環境真糟糕」的時候，就會一直覺得自己是在討厭的氛圍下工作。相反地，如果你換個角度想：「幸好上司下達了這樣的錯誤指示。如果在這樣的情況下還能把事情作好，一定能讓我有所成長，工作技能也會提升。」換個角度看，就能覺得自己是在能成長的良好環境下工作。

同樣一件事情，從壞的一面看或從好的一面看，會讓你的觀感有一百八十度的改變。

在相同的狀況下，你要從哪個角度去解讀，是每個人的自由。你自己的選擇會影響結果。既然現況無法改變，我們何不選擇用不讓自己有壓力的看法或解讀方式來看待呢？「減緩」（放鬆）緊繃感，能讓你壓力減輕，活得更自在快活。

資訊氾濫

減少

有人出現自律神經失調症狀時，會感到憂心及不安，並透過網路蒐集相關資訊。一旦開始蒐集資訊，因為資訊太氾濫，無法分辨孰真孰假，或者照著資訊內容嘗試做了，卻反而讓症狀更嚴重，你是否有過這樣的經驗呢？

因為網路普及，大家都可以輕易取得資訊；反過來說，任何人也都可以輕易地上網提供資訊。結果導致資訊爆炸，正確或錯誤的資訊充斥，搞得大家都分不清哪條資訊是自己真正所需的。

在這個資訊氾濫的時代，如果沒有從眾多資訊中選擇正確的資訊，反而會陷入迷失。如果沒有培養出能夠分辨何者是適合自己的正確資訊的能力，將無法獲得真正需要的資訊。大家總是認為只要是網路寫的文章，一定都是正確的：但是也有人因為囫圇吞棗地全盤接收而遭遇不好的事。你必須大膽假設、小心求證，抱持懷疑的態度，在網路上看到任何消息就直接相信，絕非好事。

想改善自律神經失調，在搜尋資訊的時候，要抱著懷疑、謹慎的態度去嘗試。在嘗試時，你要將身體的天線整個打開，確實去感受箇中的變化，一步步嘗試。來到本院的患者中，有人因為「電視上報導有人這麼做，我覺得可信度高就嘗試了」，於是開始做報導的那個體操，結果把身體搞壞了。

迄今這種事情仍經常發生。從電視上確實能取得各類資訊，也有很多可信的資訊。但是，其中也有的是為了獲得收視率而介紹前所未聞的資訊，這類資訊中也有許多會讓人質疑是否為正確資訊或驗證不足的可能。

即使是認為值得相信的正確資訊，在你親身體驗時，一定要慎重，請務必記住這一點。

許多別人認為好的東西，不見得適合自己。如果被別人影響，無法從客觀角度審察是否適合自己的話，很容易因此受騙而導致不好的結局。

自律神經失調的患者辛苦之處在於症狀難以定義，常常因為某處不適而掛了某科門診，但到了醫院進行檢查後，結果顯現沒有異狀，如此往返各科診間卻找不到答案，最後只能得到「原因不明」或「無異常」。

不過，首先還是必須去醫院接受檢查，確認身體狀態。我雖然無法透過整體整脊的方式找出每個人的病因，但因為透過觸診，實際接觸病患的身體，多數情況下都能找出病因。如果你一直為自律神經失調所苦，選擇不同以往的改善方法也是方法之一。各位想蒐集哪一類的情報，想選擇哪種治療方式，全是你們的自由意志，別人無法左右你。

只要記得謹慎小心地選擇資訊，並將不必要的資訊「斷捨離」，乃是改善自律神經失調症狀的必備技巧。

欲望 減少

因壓力導致自律神經失調的人當中，有人常會這麼想：「我很不幸」、「我的人生從未發生過一件好事」。為了改變思維，當我要求他想一些開心的事、喜歡的事、讓自己放鬆的事時，他也會說：「沒有什麼能讓我開心的事」。

事實真是如此嗎？怎麼會從出生到現在未曾發生過讓人開心的事呢？我們能出生在這個承平時代、在這般高度文明的國家，本身不就是一件「開心幸福」的事嗎？

我深深覺得人的日子過得有點太安逸了。

請將眼光放眼全世界，在發生內戰的國度裡，因戰爭而父母雙亡的小孩子們為了活下去，每天必須去垃圾山撿拾鐵屑，來換取金錢或麵包。這些孩子們混在貧窮大人群裡，他們的動作必須比大人快，如果沒有搶先找到鐵屑去換賣，今天就沒有飯可吃，他們可是每天都在跟生死拚搏，這是多麼殘酷的世界啊！

相較之下，日本和台灣都是有安全網機制的國家，人民生活陷入困頓時，國家的弱勢保護制度會予以協助。能夠出生在不必為每日三餐煩惱的國家，並且在這裡生活，光是這樣不就是一件很幸福的事嗎？

經濟愈是發達的先進國家，罹患憂鬱症的人民也偏多。在貧困環境下生活的孩子們，每天只能想著如何填飽肚子。他們必須跟餓死的現實環境奮鬥，根本無暇去想其他問題。

相對地，在富裕幸福環境生活的人，儘管現在的自己很幸福，卻老是抱怨沒有找到好工作、人際關係不好、沒有住好房子、不能搭好車、找不到喜歡的嗜好，整天都在「發牢騷」，總是想些無聊的事。這可以說是一種富裕病吧？

不需要為填飽肚子的事煩惱，每天都能品嚐各種美食，即使過著這樣的生活，還是不幸嗎？不是生活在生死關頭，卻說自己不幸？你敢對著每天吃不飽、餓肚子的孩子說「我比你不幸」嗎？

如果你討厭公司、討厭你的家庭，逃離它們不就得了。有所不滿，就不需要再待下去，你要找新環境、開始新的計畫，全是你的自由。什麼事都不做，只是一味抱怨不滿而讓自己承受壓力，只能說你生活過得太安逸，無聊的人才會猛發牢騷。如果不滿意公司，換工作也好，自己創業也好。但是你什麼事都不做，一直在找藉口，其實你才是真正的問題吧？

不想換工作，也不要自行創業的話，那就接受現在待的公司環境，一直想「自己是幸福的」，這也不失為一個好方法。有公司要你，有班可上，不就是一件幸運的事嗎？

此外，也會有這樣的人。明明很有錢了，卻一直認為「自己不是有錢人」，一直在想該如何讓自己更有錢。雖然住豪宅、開名車，卻還想著：「我沒有私人直升機，我一定要更有錢！」這種人又該如何說呢？這種人會有壓力，都是因為欲望導致。

幸或不幸，取決於你自己的想法，是你自己下的決定。你就是自己的鑰匙。

有句話叫做「知足常樂」。如果你覺得現在的環境很差、認為自己是不幸福的，或許你應該先降低欲望，就能夠降低幻想自己不幸所導致的壓力。

對於未知的不安感

減少

每個人對於未來都會感到不安。因為不曉得未來會是怎樣，所以不安。擔心未來會往壞的方向走，因而感到恐懼。

如果對未來沒有不安感，就不會有恐懼心，也就不會有所警覺與謹慎，恐怕會大膽而為，那就危險了。為了規避這樣的風險，所以對未來架起防禦線。因此才會對未來不安。

可是，就算要規避風險，對於未來稍感不安即可。因為未來未必會發生不好的事，搞不好會有好事降臨呢！如果因為不曉得會怎樣而感到極度不安，進而恐懼緊張，不過是壓力在作祟罷了。想調整失調的自律神經，讓自己緊張而讓交感神經作用變活絡，並非好事。

關鍵在於消弭對未來恐懼所產生的不安感，想辦法讓自己安心。感到安心就能放鬆，啟動副交感神經的開關，就能調整自律神經。

那麼，會對未來感到不安的具體實例又是怎樣的呢？我介紹常見的本院患者案例。

第一個不安是對婚姻的不安。雖然很想走入婚姻，卻擔心這段婚姻能否走得長遠，會不會最後還是孤家寡人一個，也擔心生不出孩子……總而言之，就是充滿各種不安。

與其只是因為心理不安而感到壓力，倒不如有所行動，去婚姻諮詢所、加入會員、參加婚活派對、請朋友介紹對象，有各種婚戀管道可行。其實現在社會中，也有許多人是付出積極行動後才走進婚姻的。

如果你覺得這麼做難度很高，那就改變思維。

你必須把原本「沒有結婚＝孤單不幸」的思維轉念為「沒有結婚＝自由幸福」。沒人能保證結婚就會和幸福畫上等號。相對地，沒結婚也不見得就代表不幸。即使狀況相同，只要改變思維，也能覺得幸福。

此外，即使你積極找對象，也不保證能結得了婚。對婚姻抱持不切實際的想像，婚姻之路就離你越遠。這世上真有理想人物存在嗎？每個人都會有缺點，不要一直將焦點擺在你認為的缺點上面，多觀察對方的優點，就不會只看見對方的缺點，也會發現理想對象其實只是想像中的條件吧？除了你堅持無法妥協的部分，其他部分其實是觀點跟角度的差異不是嗎？真的需要如此斤斤計較嗎？

最後結果還是取決於你的看法和觀點。盡可能看好的一面，不安就會消失。

第二個問題是對老後的不安。每天都在想自己不曉得能活到什麼時候？會不會早死？退休金夠不夠老後的生活？把自己搞得終日不安，未老先衰。光想這些問題又能怎樣？是不是在浪費時間？沒人知道自己何時會死。不管壽命長或短，人終歸一死。擔心老死是人之常情，但你有一生的時間去做功課。

即便長壽，如果有很長的時間身體處於不便狀態，甚至不醒人事，難道不覺得這樣活著很辛苦嗎？雖然活得久，但身體不便沒辦法做想做的事，這樣的長壽也未必是幸福的事情。

而雖然活得短，但是一直都能做自己喜歡的事，這樣不是很棒嗎？有人說「你無法決定生命的長度，但你可以決定他的深度」就是這個意思。

擔心養老金的人，是因為不曉得錢夠不夠養老而一直感到不安，於是變得非常節儉，整天想著怎麼省錢，不敢做想做的事，不敢買喜歡的生活，可能因此陷入過度儉約的生活。不過，這樣的生活真的幸福嗎？老後生活的富裕不看物質，而是心靈，但你卻因為擔心而讓心靈枯竭了。

提早規劃，不要浪費，過著一般人的生活，即使錢真的不足養老，文明國家的弱勢保護制度安全網也能適度照顧你。有這樣的國家制度可以依靠，可以說我們是生活在一個非常幸福的國度吧？

莫名地對未知的未來感到不安，只是讓自己壓力更大而已。既然未來是未知，你一定要改變思維，相信未來一定是美好的，未來的生活絕對不成問題。只要你相信自己會愈來愈好，你認為的快樂美好的未來也會降臨的。與無來由的不安感「斷捨離」，享受當下，就會覺得幸福。

思維斷捨離 no. 12

過度期待

減少

你是否對別人有著過度的期待呢？希望他這麼做、那樣做，凡事都要照你的要求去做，最好乖乖聽你的話。如果你所期待的人辜負了你的期望，你會怎麼想？是不是在心裡嘀咕著：「他為什麼不聽我的話？為什麼事情會變成這樣？」而讓自己倍感壓力呢？對別人過度期待的話，當事與願違時，就會產生壓力。

假設妻子已經一再叮嚀，脫下的換洗衣物要丟進洗衣籃，但丈夫卻依然還是亂丟。丈夫的這個行為違背了妻子的期待，也增加了妻子收拾的時間，會讓妻子大感壓力。

那麼，這種情況下你該如何想呢？起因在於你設定了這個目標，並期待對方能達成，或許當你從內心先移除這個目標後，不期待對方會把換洗衣物放進洗衣籃裡，就不會有壓力？當你轉念，心裡想：「反正他本來就不會把衣服放進洗衣籃裡，就算叮嚀也沒用」、「唸他也沒用，唸了不做反而讓我心煩。」壓力或許就能稍微減緩一點。

職場也會發生相同的事。下屬不聽話、上司不負責任，這些事都會讓人有所不滿。這也是過度期待造成的壓力。

你只要轉念這麼想「這個下屬根本就不聽話，如果失敗了就讓他自己承擔後果」、「什麼都不要說，就直接讓他考核不通過吧！」不要有任何期待，就不會有壓力。或者這麼想「這個上司是不想負責任的人，這正是讓我獨力承擔責任，把事做好，好好表現的機會」、「本來就沒有必要凡事聽上司的指示」。如此，你就不會對上司過度期待。如果你這麼想：「哪天我會比上司更出人頭地。」心態就會改變，你是為了自己在做事。

父母對孩子的期待也是一樣。孩子不會照你想的那樣長大。就算你期待孩子很會念書，但他可能運動神經佳，成為運動健將。每個人擅長和不擅長的事都不一樣，就算硬逼孩子學習，也不一定就會變得擅長。與其這樣，倒不如你以看護者的態度在一旁守護他，讓他去做他想做的事，對他更有助益。

對孩子過度期待不只你痛苦，孩子也可憐。孩子無法符合自己期待的父母也會有壓力。孩子跟父母是不同的個體，並不是父母的所有物。不要對孩子過度期待，要尊重孩子想法。

只要對人事物過度期待，就會有壓力，減少對他人的期待，就能減輕壓力。

後記

想改善自律神經失調問題，最終還是得努力改變自己的生活習慣。就算懂得許多相關知識，沒有付諸實行也是徒勞無功。

我從事整體師的工作後，常聽人說：「啊！你說的我知道。」這時候我會這麼說：「既然知道，你為什麼不做呢？不做的話身體當然不會好了！」

或者還有人會這麼說：「我真的會變好嗎？」遇到這種人，我會這麼回答：「你只要努力，就能變好。」

從開始到結束，我只能從旁當一個指導者及協助者。只能傳授患者重新設定身體狀況和改變生活習慣的方法。

想維持身體良好狀態，要改變生活習慣，都是只有你自己才能辦得到的事，別人完全幫不上忙。為了讓身體變好，最終都只回歸到一個問題而已——你可以做到不找任何藉口，只是努力實行嗎？

本書想傳達的訊息是希望大家明白，想改善自律神經失調症狀，比起「老是胡思亂想，把自己搞得很忙」的加法生活，實行「減法生活，讓生活變簡單」才是最最重要的關鍵。讓思慮簡單、讓行為簡單就是改善自律神經功能的捷徑，我希望讓更多人明白這個道理，所以提筆寫了這本書。

現在自律神經的問題已成為顯學，愈來愈備受矚目。但也因為資訊太多，無法判別資訊的好壞。我也將自己克服憂鬱症的經驗、來本院的患者改善病症的案例以及他們的診療經歷中，實際有效的方法整理歸納，跟大家分享。

能否克服問題，患者本人抱持的態度是關鍵。能夠克服的人願意改變思維及生活習慣，最後言行舉止也跟著改變。無法克服問題的人不願意改變生活模式和思維，就只能繼續維持無法克服問題者特有的言行舉動。

我希望大家養成能克服問題者的特質。

此外，感謝來本院接受治療的患者願意讓我分享他們的案例。因為你們，才有今天的我。因為你們讓我每天都有各種體悟與領會，才能完成這本書的撰寫，在此致上我最高的謝意。

「元氣整體院」和本書是因為有家人、朋友、各負責人等多方人士的幫忙才能存在。

我要藉此向各位說聲謝謝。

今後我也會更加勵精圖治，期許每天都有進步。

最後向購買此書的讀者致上誠摯的謝意。我無法直接面對面診療的讀者，如果能透過本書讓失調症狀改善，真是無比榮幸。我衷心祈願大家都能「擁有健康」。

所有人都能用斷捨離調整自律神經？！

日本首位自律神經專科整體師教你以意識養成習慣、以減法擺脫失調！

作　　者／原田賢
譯　　者／黃瓊仙
主　　編／林巧涵
責任企劃／倪瑞廷
封面設計／楊雅屏
內頁排版／唯翔工作室

第五編輯部總監／梁芳春
董事長／趙政岷
出版者／時報文化出版企業股份有限公司
108019 台北市和平西路三段 240 號 1-7 樓
發行專線／（02）2306-6842
讀者服務專線／0800-231-705、（02）2304-7103
讀者服務傳真／（02）2304-6858
郵撥／1934-4724 時報文化出版公司　信箱／10899 臺北華江橋郵局第 99 信箱
時報悅讀網／www.readingtimes.com.tw　電子郵件信箱／books@readingtimes.com.tw
法律顧問／理律法律事務所　陳長文律師、李念祖律師
印　　刷／勁達印刷有限公司
初版一刷／2020 年 11 月 13 日
初版三刷／2022 年 10 月 13 日
定　　價／新台幣 300 元

ISBN 978-957-13-8432-0 ｜ Printed in Taiwan ｜ All right reserved.

時報文化出版公司成立於一九七五年，並於一九九九年股票上櫃公開發行，
於二〇〇八年脫離中時集團非屬旺中，以「尊重智慧與創意的文化事業」為信念。

所有人都能用斷捨離調整自律神經？！
日本首位自律神經專科整體師教你以意識養成習慣、以減法擺脫失調！
原田賢作；黃瓊仙譯. -- 初版. -- 臺北市：時報文化, 2020.11
譯自：自律神経は引き算で整える
ISBN 978-957-13-8432-0（平裝） 1.自主神經系統疾病 415.943